健康生活館

Healthy Life

59

張步桃藥方妙解

目錄

第二篇 顏色方

第三篇 大小方

第四篇 五行系統方

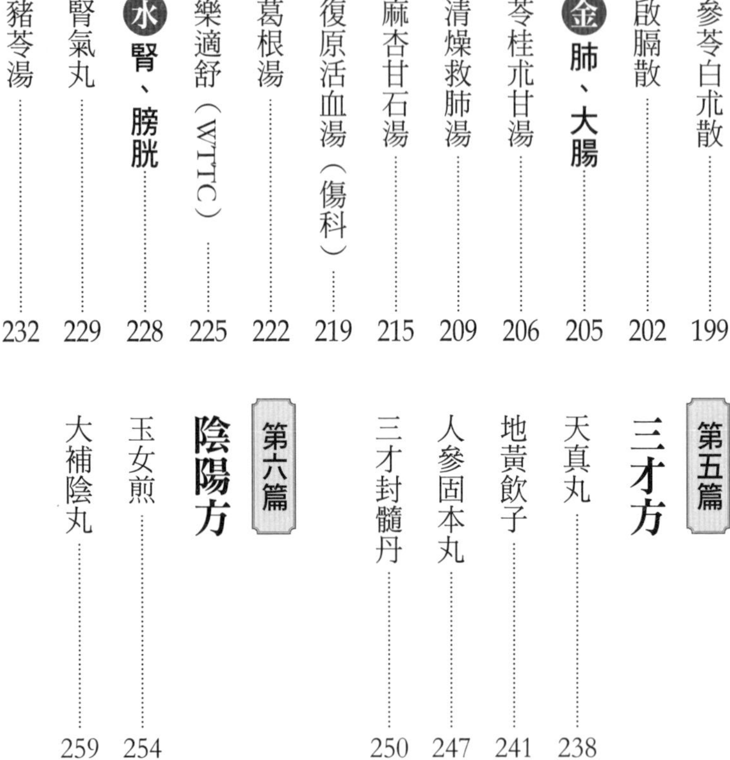

第五篇 三才方

第六篇 陰陽方

自序

庚寅年（二〇一〇年）夏，張仲景文教基金會與沈水德翁文教基金會及王振生文教基金會為回饋社會大眾，聯合舉辦公益演講，分別於六月中旬在台北、七月中旬在台中及八月下旬在高雄舉行，引起廣大聽眾、讀者之熱烈回響。其中第一場次，筆者即以一至十之數字為演講內容，結束後常與中醫藥同道提及此事，眾人均鼓勵內容整理，視機緣成熟，結集付梓，未嘗不是有益社會大眾及讀者之舉也。

經與遠流出版公司接洽，認為值得出版。原訂三月中旬國醫節刊布，孰料事與願違，蓋因年過七旬，每為病老所苦，曾七進七出醫院，為顧及健康精神體力負荷，以致蹉跎延宕，遠流尤其體恤不宜過度勞苦之身；而好事多磨，原負責整理之陳曉萱醫師，婚後年餘獲知有喜，為顧及伊體力負荷，不免又做做停停。所幸總算於民國一百年六月完稿。（七月八日曉萱喜獲麟兒，弄璋之慶為本書增添喜氣。）

本書得以成書，係經遠流編輯之巧思安排，不僅趣味橫生、實用，尤其難能可貴者，乃易記難忘，讀者終生受用無窮也。本書能與讀者見面十分不易，冀能提醒讀者，珍惜健康之重要而永登壽域。值此發行之際，略述始末，是以為序！

張步桃

辛卯年夏月寫於百佛居

前言

民國九十九年，我與沈水德翁、王振生翁三個基金會聯合舉辦公益演講，先是從台北開始，第二場到台中文化局文英館，第三場八月二十九日在高雄的工藝博物館。在第一場的演講中，我就用數字起頭做藥方介紹，譬如一有一貫煎，二有二陳湯、二妙散、二朮湯，三有三黃瀉心湯、三子養親湯，四有四君子湯、四物湯、四妙散、四生丸，五有五味異功散，六有六君子湯、六味地黃丸，七有七味白朮散，八有八仙長壽丸，九有九味羌活湯，十有十全大補湯。

除了使用數字以外，有趣的藥方分法還有很多，五行金木水火土的屬性當然是最重要的類型之一，另外我們可以用五色青赤黃白黑、三才天地人，也可以按大小，譬如大柴胡湯、小柴胡湯，大建中湯、小建中湯，大承氣湯、小承氣湯，還有陰陽男女，一般的聽眾及讀者不但會覺得蠻有趣的，甚至因為有了這些聯結就不容易忘記了。

我覺得很多的知識，硬要用博聞強記的方式就會覺得很累；反之，這樣用數字一二三四五六七八九十，或是五色青赤黃白黑，或是最重要的，以五行金木水火土分，不但比較容易記得牢，用這種類似遊戲的方式訓練我們大腦的聯結思考，更能加深我們對醫學專業的認知，只有好處沒有壞處。

針對每一種藥方，我們會詳細的介紹它的出處、屬性（十劑）、禁忌、功效作用及對治，並且盡量舉出我個人處理過或古籍記載的醫案與奇聞逸事，讓讀者可以清楚又輕鬆的吸收正確的中醫知識。對一般的讀者而言，其中要特別說明的是十劑。

明末清初一位家喻戶曉的中醫名家陳修園先生（陳念祖），曾經寫過一本《醫學三字經》，希望讓完全外行的人看了以後，能夠建立中醫的基本概念；他的另一本著作《時方歌括》，裡面一共收集了一百零八個處方，分成十大類。這十大類是根據南北朝的徐之材先生率先提出的所謂「十劑」：宣、通、補、瀉（也有人寫成泄）、輕、重、滑、澀、燥、濕，這個分類方式後來成為許多醫家臨床處方用藥時的參考依據。

「宣」可決壅，梔子、豉湯二方是也，在《傷寒論》中這兩方用來催吐。「通」可行滯，五苓、十棗之屬是也，這兩類是用來利水。「補」可扶弱，附子、理中丸是也，這兩方則用來做為健脾補氣的強壯劑。「瀉」可去閉，陷胸、承氣、抵當是也，這三類處方可以清除體內或腸管內之積滯。「輕」可去實，像木賊草、麻黃都是很輕的藥物，作用在消除病邪中的實邪如感冒來勢洶洶。「重」可鎮怯，包括所有的礦石類如硃砂、石決明、金、銀、銅、鐵等重金屬，作用是鎮靜安神如對有些患恐懼症的人。「滑」可去著，就是讓停留在體內的病邪病毒滑動排出體外，如滑石、冬葵子都是滑劑。「濇」可收脫（或固脫），如五味子、芍藥、烏梅都是酸的，水果如桃子、李子、蘋果、水梨等還沒有成熟之前也是酸的，酸有收斂的作用，拉肚子就要用收濇之劑。「燥」可去濕，譬如白朮、蒼朮、半夏、陳皮，可以吸收體內水分。「濕」可潤燥，像阿膠可以滋陰補血，有滋潤效果。

《時方歌括》這本書就是按照十劑的模式做為辨證論治的基礎，讓大家的接觸面擴充，思辨的方向更加扎實，功力更加深厚。老祖宗的智慧真的讓我們受益不盡。我可以跟所有的同道講明，根據《黃帝內經》的思維，根據《傷寒論》《金匱要略》的處方用藥，保證你臨床的功力一定會突飛猛進，我們在每本書中都會不遺餘力的介紹歷代名醫及其處方著作，用意就是在此。

以下，我們就從數字開始進入這個趣味十足的中醫世界。

【第一篇】

數字方

一貫煎

【藥材】沙參、麥冬、當歸、生地黃、枸杞子、川楝子

【屬性】補劑（著重在肝血）

【宜忌】腸胃滯悶者少用，因地黃較黏膩

方名由來

這個方子出自一本醫案，叫做《柳州醫話》，是清代名醫魏之琇（號柳州）所撰。

附帶一提，在比較早期，中國醫學文獻中醫案不太多見，一直到了明清以後才逐漸增加，明末清初非常著名的醫師葉天士（葉桂，或稱葉香巖）先生，相傳醫術非常高明，所開的處方也非常簡單，他就著有一部《臨證指南醫案》。

功效作用

一貫煎的組成藥味，針對治療養陰疏肝，可以用在胸膜炎、肝炎、萎縮性胃炎、肋間神經痛、精神官能症。針對肝臟的部分，它有養肝血的生地黃與當歸，大家最耳熟能詳的四物湯中也有這兩味藥材。從古到今，很多人用一貫煎來治療肝病是其來有自的，因為當歸有補肝血的作用，地黃含鐵非常豐富，有很好的補血效果，實際上地黃偏向入腎，所以它不僅補腎水，同時也是補血的藥。

本方組成有當歸跟地黃，等於是四物湯的二分之一，用來補肝血；另外北沙參和麥門冬（麥冬）是作用在呼吸系統，具有養肺陰的功效。中國傳統醫學有所謂的五行相生相剋的功效，在五行的觀念中，肝是屬木，木會剋脾土，不過脾土也會剋水，水就是腎水的意思。金就是呼吸系統，金能剋木，因此用沙參和麥門冬來養肺陰，讓它不要去剋肝木，這樣子我們在治肝病的同時，就不會因為要兼顧肺金對肝木的影響而手忙腳亂。

另外我們用枸杞補肝腎，用川楝子疏肝氣，所以不要小看只有六味藥，它先把肝安撫好，讓它有足夠的肝血、有足夠的基本材料來對抗外來的侵略，所以用當歸地黃補肝血，用沙參麥門冬養肺陰，讓肺金不要去剋肝木，用枸杞補肝腎，用川楝子疏肝氣，這樣子的三個組合，就能讓肝臟的功能在不斷的養護中，慢慢得到修護的功效。

我們在臨床上會用一貫煎搭配其他的處方，譬如小柴胡湯就有治療肝膽的功效，或者從小柴胡湯變化出來的逍遙散、加味逍遙散，逍遙散和加味逍遙散都具有清肝理脾解鬱的功效，從最古老的《黃帝內經》就告訴我們為什麼會罹患肝膽病，它說「濕瘀熱鬱，黃疸生焉」，所以一定是有濕熱的現象，才會罹患肝病。地黃——尤其是生地黃——就有清熱的作用，我們的逍遙散，尤其是再加牡丹皮、梔子這兩味，就可以讓你的熱象緩解。

我們可以用一貫煎加小柴胡湯、或一貫煎加逍遙散、或一貫煎加加味逍遙散，效果都不錯；也可以在方子裡加上茵陳蒿或用茵陳五苓散，這裡面更含有利水的藥，因為五苓散有豬苓、茯苓、白朮，全部都是淡滲利水燥濕的藥，這樣子處理，發現很多的肝病因此就霍然而癒。

不管是一貫煎跟小柴胡湯的合方、一貫煎跟茵陳五苓散的合方，或者是用一貫煎跟甘露飲的合方（甘露飲本身就有滋陰養胃的功效），在張仲景的《金匱要略》裡，開宗明義第一章就講：「見肝之病不治肝病，必先實脾。」意思是說要治肝，得先讓腸胃消化系統健全。臨床上有個共通處：一般肝膽病的人，沒有吃很多食物，肚子就會發脹；如果是糯米、香蕉、巧克力，甜食之類的東西，所引發的臨床見症會更明顯，尤其這些食物都不好消化，有的本來就會發脹，讓腹脹感更加難過，所以我們臨床上常常會加一些疏氣的藥。

一貫煎裡面的川楝子，就有疏肝氣的功效，肝膽最怕的就是有不如意鬱卒的情形出現，這樣就會影響到食慾，所以要用一些疏肝氣的藥物，如香附、金錢草。老祖宗是根據不斷的臨床觀察體驗才發現的，比起用抗病毒的藥物，這種治療肝病的方法我感覺要高明很多。

這個方子你可以不用，但是它的思想你一定要參考。

名醫對治

地黃是比較寒涼的藥，所以一貫煎這個方在臨床使用上特別交代，如果是陽虛發熱拉肚子的人，還有一般感冒、外感尚未緩解的人，盡量不要用。尤其是地黃含多醣體，所以比較黏膩，用了縱使你的症狀獲得緩解，但是腸胃消化系統會感覺有一點悶悶的現象。

有一年大陸來了一位中醫的耆老，在景福館作了一場學術演講討論，他在臨床上很喜歡以一貫煎的思想來用藥。一般而言，一貫煎裡面用沙參、麥門冬養肺陰，讓肺金不要去剋肝木，讓肺金可以對抗肝膽的病變，不過他並不是用沙參、麥門冬兩味藥。我就從他提供的資料請教他：「你用杏仁和橘紅的思想，是不是來自於一貫煎的沙參、麥門冬？」他笑而不答。這其實就是內行看門道，我們體會到他用杏仁和橘紅是完全針對呼吸系統的。

橘子保留它的外皮叫做橘紅，把橘紅去掉保留橘白，甚至也有用橘絡的，陳皮、橘紅、橘皮、橘白等芸香科植物，都作用在我們的呼吸系統，後面會介紹的二陳湯也是其中一例。

總之，我們看醫案也是在充分掌握前賢在臨床的處方用藥，是做什麼用的，直到今天，一貫煎依然在臨床上面有相當實用的主治功效，造福人群，功莫大焉。

二朮湯

【藥材】白朮、蒼朮、茯苓、陳皮、半夏、甘草、天南星、香附、黃芩、威靈仙、羌活、生薑

【屬性】較接近燥劑（健脾燥濕）

【宜忌】體質偏燥而無風濕者少用

方名由來

這個方出自明朝，有一位非常有名的醫家龔廷賢先生，編了一本足以媲美清朝御醫吳謙先生《醫宗金鑑》的書叫《萬病回春方》，意思是運用方藥治療，萬病都能夠得到徹底的改善；你可以說它是教科書，稱它臨床實用書可能更貼切，因為它為社會大眾提

供了非常良好的臨床處方用藥。龔廷賢先生本身相當有學問，據說也是御醫，他的另一本著作《壽世保元》也是膾炙人口。

功效作用

二朮湯，就是菊科的蒼朮、白朮，菊科植物能夠清熱解毒，還有燥濕的作用，人體所有水分的釋放或分泌，會造成某個部位感到重重的感覺，就叫做「濕」。有人早上一起床手會感覺到脹脹的，有時候連握拳都不能握，也有病者會主動說，到了下午就感覺鞋子好像變小了，這是因為身體的水分滲透到你的肌肉組織、皮下，對這種濕，我們要喝一點有利尿作用的藥物。

二朮湯除了蒼朮和白朮，另外加上陳皮、半夏、茯苓、甘草這四味藥（就是二陳湯的材料），所以除了能夠吸收人體本身的分泌物、滲出物，還能用二陳湯把痰飲化掉。另外還有跟半夏同科的天南星；有促進循環的莎草科植物香附；有消炎作用的黃芩，對有灼熱感的病患，加了大苦大寒的黃芩以後就有消炎的作用；另外還有威靈仙，是一味非常好的止痛藥；還有繖形科植物羌活、獨活，裡面含有豐富的精油，所以有驅除風邪的功效。

就食材來說，利用綠豆湯、紅豆湯、冬瓜湯、白茅根等等材料，透過泌尿系統的管道，把體內的濕代謝出來，就會感覺到身輕氣爽。二朮湯、四君子湯、理中湯都有白朮，早年在張仲景《傷寒》《金匱》的時代，並沒有區分蒼朮、白朮，蒼朮對水分的吸收功效確定是非常理想的，而且作用比較明顯。

二朮湯可以和五苓散、豬苓湯、腎氣丸這一類的方劑搭配，把體腔中的分泌物、滲出物清除掉，達到治療的目的和效果。二朮湯這個方子在臨床也相當實用，尤其現代人的生活習慣，很喜歡用冰箱中的食材，而導致出現痛苦不堪的臨床見證，我們拿這個藥方對應，治療效果肯定不在話下。

名醫對治

二朮湯可以針對臨床上所謂風濕關節炎的病變，可以燥濕化痰，因為體腔的分泌物、滲出物一增加，就會影響血液的循環、經絡的疏通。為什麼痛？老祖宗告訴我們不通則痛。怎麼讓它不痛？就是通者不痛。

中醫有區別所謂的痰、飲：黃黃濃濃的叫做痰，稀稀白白的叫做飲，因為痰飲阻礙到血液循環及神經的傳導，尤其是在兩隻手臂會出現疼痛，肩關節、周邊的神經也會受到影響，還可能上臂出現神經痛、椎間盤突出壓迫神經出現疼痛的感覺，二朮湯的作用，就是能夠疏經止痛。

二至丸

【藥材】女貞子、旱蓮草
【屬性】補劑（益肝補腎）
【宜忌】藥性溫和，較少禁忌

方名由來

出自清代汪昂所著的《醫方集解》，這本書收錄歷代名醫或方書所創制的方劑加以解說，編成二十餘類，從〈補養之劑篇〉到〈經產之劑篇〉。

功效作用

大家都知道一年有冬至、夏至、春分、秋分，我們通常都稱為二分二至，在這種季節轉換的時候，比較容易罹患外感的病變。季節有二至，藥物也有二分二至採收的時節，譬如說夏至就是採收旱蓮草，冬至就是女貞子採收的季節（它的植物稱作冬青子），因為一般的植物在季節交替時所含的有效成分會比較高。

李時珍先生是一位很有名的藥學專家，他蒐集了一千八百九十二種的藥材，使得世界各國的藥學專家根據他的植物分類模式，訂出植物的界門綱目科屬種分類法（有考證指出，被生物學家達爾文譽為「中國古代的百科全書」，指的就是李時珍所著述的《本草綱目》）。他說女貞子是上品妙藥，為什麼古方竟然沒有出現用女貞子來作處方提供臨床的使用，汪昂先生感到很納悶。

冬青子是青的，旱蓮草是黑的，所以這個藥方的顏色是青黑。旱蓮草甘寒，有益肝補腎的功效，對肝腎方面的疾患有很好的治療效果。對白頭髮、白鬍子的人而言，旱蓮草的黑色汁液可以入腎補精，腎基本上是在下，是管骨髓的，也就是說能夠增加骨髓造血的功能，而那些的營養物質、精微物質會顯現在我們身體的上部，包括臉部，因此可以強陰而黑髮。

把冬青子陰乾，也就是不用大太陽曝曬，然後用蜜、酒攪拌後放在蒸籠中蒸，蒸過一個晚上，再用麻布袋裝，像搓衣服一樣搓揉，把皮去掉，然後曬乾磨成粉，再用陶瓷的罈子儲存起來，或者用熬乾的方式也可以。旱蓮草則不管多少都把它擣成汁，汁液是像墨水一樣黑黑的，所以一般我們開處方時常寫成墨旱蓮，將擣汁熬成膏狀，然後跟冬青子一起混和煎藥熬製成藥丸，晚上就寢時以酒送藥丸服用，酒量好的人可以用高粱，不勝酒力的人可以用米酒頭，酒精濃度會比較淡一點。也有人將桑椹曬乾，和冬青子、旱蓮草一起做成藥丸，或桑椹熬膏再加在二至的藥材裡。

名醫對治

二至丸這個方子本身是直接作用在腎臟功能，因為女貞子有點甜甜的，藥效作用很平和，是作用在足少陰腎經。冬青子就是經冬不凋，冬天縱使下霜下雪，也不會凋零的意思。

我們在夏至成熟採收的是旱蓮草，冬至成熟採收的是女貞子。夏至的旱蓮草和冬至的女貞子採收了以後，不管是熬煮或是製成藥丸，對腰、膝蓋、筋骨都有非常好的治療效果，能夠強陰腎、烏髭髮，就是說吃了以後白頭髮就會變成黑的，包括鬍子和嘴角兩邊的毛髮（髭）。因為它取材容易，幾乎不用花什麼成本，價廉而公道，所以是臨床上可以善用的，我個人女貞子比較少用，但是旱蓮草就很常用。

二妙散

【藥材】黃柏、蒼朮
【屬性】燥劑（吸收體內過多水份，使組織結實）
【宜忌】沒有濕熱症狀者莫用

方名由來

出自朱震亨（朱彥修，又稱丹溪翁、丹溪先生）的著作《丹溪心法》。

功效作用

二妙散的思考依據，是根據《黃帝內經》所說的「陽明無熱不成痿」，所以「治痿獨取陽明」，就用到了二妙散。

藥僅兩味，但功效卓著，作用神妙，故名「二妙散」。大家不要小看這兩味，一旦出現痿症，二妙散就有很好的功效。二妙散第一味是蒼朮，第二味是黃柏，黃柏本身是非常好的消炎止痛藥物。

蒼朮、黃柏再加懷牛膝就叫做三妙，三妙再加薏苡仁就是四妙散，再繼續發展就是我個人平常最喜歡用的一個處方：加味四妙散。

名醫對治

一般單獨用二妙散達到治療痿症的功效較少見，我個人比較常用加味四妙散。當年在社會大學的時候，一位七十多歲的學員嚴先生，有骨刺、坐骨神經痛、關節退化等症狀，希望我能針對他的症狀開個處方，我用的就是這個加味四妙散，服了藥以後症狀完全改善。之後嚴先生趁著還鄉探親的便利，把這個處方帶回福建福州老家，嘉惠很多的鄉親。

我們向來都把處方的組成提供給所有的讀者和社會大眾，有的人不喜歡散劑，喜歡吃丸劑，所以把它做成藥丸以方便吞服。甚至有人就把它浸泡成藥酒，一般用我們處方的五倍，譬如說桑寄生五錢就變成二兩五錢，浸泡十瓶的米酒頭，四十天以後就可以飲用，發現對前述的風濕關節、關節退化、骨質疏鬆所出現的疼痛，療效非常理想。

我們到馬來西亞、新加坡、北京、廣州，提出給他們使用，發現非常受歡迎，這個方我們到現在使用已經將近有二十年。基本上應該是我從三妙、四妙開發出來的方子，以下介紹四妙散時再做更詳盡的解說。

二陳湯

【藥材】半夏、陳皮、茯苓、甘草

【屬性】較接近燥劑（理氣化痰）

【宜忌】乾（燥）咳的人盡可能避免使用

方名由來

出自宋代陳師文先生編著的《太平惠民和劑局方》，常簡稱為《局方》。

為什麼叫做二陳呢？因為裡面的兩味藥陳皮和半夏，如果儲存的時間比較久，其中所含的精油會減少。剝橘子的時候，你會發現不小心精油就會跑到眼睛裡，讓眼睛有刺痛的感覺，因為新鮮的橘子、柳丁、葡萄柚的皮裡面就含有精油的成分。另一個是半夏，半夏是天南星科植物，含有豐富的生物鹼，沒有經過相當時間的儲存，生物鹼含量過高，對人體常會有一些副作用；擺的時間久些，生物鹼成分揮發了，副作用就會比較少一點。

芋頭、蒟蒻也是天南星科植物，當你接觸新鮮的芋頭或削皮時，不小心碰到皮膚毛細孔，你會發現它會有一種刺激作用，讓皮膚癢得要命。就像酒一樣，放久了叫做陳年老酒，我們的藥放得時間久，就叫做陳皮、陳半夏了。

功效作用

二陳湯是一切後代用來化痰、止咳、降逆的基礎方，只要有痰飲的方，都可以用二陳湯開發發展出來，參蘇飲、芎蘇飲、杏蘇飲、金沸草散，諸如此類的處方，幾乎可以說都是建築在二陳湯的基礎上。

除了陳皮、半夏，還有茯苓、甘草，其實這個方是出自《金匱要略》的小半夏湯。

小半夏湯有兩味藥，一是半夏，一是生薑，再發展下去就是小半夏加茯苓湯，半夏、茯苓再加陳皮、甘草就是二陳湯，這個方實際上應該講是從仲景的小半夏湯發展成小半夏加茯苓湯，繼續再發展就是半夏厚朴湯。

二陳湯加枳實、竹茹，就變成溫膽湯，溫膽湯其實是二陳湯的變方，本來可以用來止咳化痰，加了枳實、竹茹以後，臨床上可以運用在精神官能的症狀，包括睡眠障礙等症狀。

名醫對治

我們常常會用溫膽湯做基礎，讓痰飲分泌減到最少。老祖宗從《黃帝內經》時代就告訴我們「無痰不成癇」，古代叫做癲癇或狂的，就是近代所謂的精神官能症。

我們有個醫案，患者是個妥瑞氏症孩童，因為身體與心靈產生不協調的狀況，常常擠眉弄眼，身體不自主的躁動、嘴巴怪模怪樣，甚至發出怪叫聲。這個小朋友在某大醫院整整治療了五年的時間，不見任何改善。媽媽第一次帶他來我們這裡看診時，只見坐在正對面診療椅子上的他一個箭步整個人就衝到診療桌上，弄得在場的大人都傻眼。

我們給他用二陳湯的變方溫膽湯，再加上疏導他神經系統的柴胡桂枝湯，抗痙攣的殭蠶、蟬蛻，以及鉤藤、秦艽，最後考量到，之所以有這些症狀，是因為出現陽亢亢奮的狀況，於是用所謂鎮靜潛陽的龍骨、牡蠣、石決明、珍珠母。根據他爸媽的說法，吃過三次藥以後，那些症狀全部消失了，到今天為止小朋友非常的乖巧穩定。

所以大家不要小看二陳湯四味藥再加枳實、竹茹兩味藥，總共也不過六味藥，就能夠把現代醫學束手無策的奇怪病症搞定，簡直不可思議，老祖宗的智慧真是令人欽佩。

總之，說到化痰的藥，二陳湯中的半夏、陳皮就是代表。

三黃瀉心湯

【藥材】大黃、黃連、黃芩
【屬性】瀉劑（著重在消炎消腫）
【宜忌】腸滑泄瀉者忌用

方名由來

說到數字三，我們最常用到的就是三黃瀉心湯。三黃瀉心湯應該是出自仲景先生的傷寒方，傷寒方裡有五種瀉心湯，其中有一個就是三黃瀉心湯，另外在《金匱要略》中也有這個方子，出現在驚悸、吐衄、下血、瘀血這一章裡，所以吐血、流鼻血的時候，用三黃瀉心湯，病症就可因此獲得緩解。

功效作用

最古老的中醫文獻《黃帝內經》這本書，除了介紹基礎理論，也介紹臨床的辨證和治療的方法，它講了一句話，病如果在上面，就要用往下發生療效的方劑或藥物，即所謂「病在上要取之下」或「上病下治」，假使血壓很高，用有大黃劑的藥方，會讓往上發展的病變往下發生作用，就能獲得治療的功效。在《傷寒論》裡的三黃瀉心湯，有的甚至於還不是用熬煮的方式，而是用浸泡的方式，讓血壓或是頭部以上的病變因此獲得緩解。

說到流鼻血，大陸有一部影集叫做《神醫喜來樂》，劇情裡有個王爺要跟德國人談判兵器買賣的事，不巧流鼻血不止，宮廷裡的御醫去幫王爺治療（根據我個人的推測，這個御醫有可能用的是犀角地黃湯），用了貴重的藥卻無效，於是找了喜來樂。他到了以後只問了一句話：「有沒有蒜泥？」然後就把它貼在腳底正中央的湧泉穴，如果是左鼻腔流鼻血，就把蒜泥貼在右足底的湧泉穴，右鼻孔的話，就貼在左腳底。這與我們方劑應用治療的原理是相同的。

名醫對治

老祖宗的智慧以及臨床上的觀察，不得不令我們感佩，早在千百年前，老祖宗除了發現上病下治這個治療原則，更觀察體會到第二個準則：左邊的問題從右邊處理，右邊的問題從左邊解決。在針灸上這叫做繆刺法，左刺右、右刺左，就叫做繆刺。現代醫學告訴我們交叉指揮的問題，左邊的神經在指揮右邊，右邊的神經在指揮左邊，而老祖宗在《內經》時代就已經發現了，真是了不起。所以當你發現病患中風，左邊出現癱瘓，肯定是右側神經傳導指揮有了障礙，就要用繆刺法的概念，以左治右、以右治左。

治流鼻血不用說，中國醫藥大學還曾經就三黃瀉心湯治療高血壓的症狀觀察，獲得相當理想的治療效果，這也是根據《內經》思考的方向來充分掌握老祖宗的智慧。

四君子湯

【藥材】人參、甘草、茯苓、白朮

【屬性】補劑（補氣）

【宜忌】藥性溫和，較少禁忌

方名由來

出自《太平惠民和劑局方》。四君子湯源於理中湯。張仲景的理中湯裡面有一味乾薑，有人吃了以後覺得腹腔有灼熱感，會產生抗拒的心理，所以宋朝的陳師文先生就找了屬於菌類的茯苓替代乾薑這味藥，人參、茯苓、甘草、白朮，這四味藥的藥性比較溫和，像謙謙君子一樣，所以稱為四君子湯。

功效作用

《太平惠民和劑局方》的編撰者陳師文先生這位前賢，是根據歷朝歷代名醫的處方中，那些讓一般社會大眾服了以後會有點不舒服感覺的方子，找出處方裡那味會引發不舒服或有類似副作用反應的藥材，進一步思考以另一種比較溫和的藥物代替，所以叫做「和劑」。其中大家最耳熟能詳的一個方，就叫做四君子湯。

前面說過，四君子湯這個方子是根據仲景先生的理中湯，陳師文先生之所以把仲景《傷寒論》《金匱要略》的理中湯中的乾薑換成茯苓，是因為有很多病者跟醫生反應，吃了理中湯以後肚子會有燒灼感（用閩南話就是出現燒燒的感覺），陳師文先生把乾薑換成藥效溫和的茯苓，就像四君子湯的方義（方解）開宗明義告訴我們的，用茯苓替代乾薑之後，四味都是謙謙君子，刺激的反應就能夠減到最低的程度。

像這一類的處方，都是陳師文先生費盡心思去找尋可以取代的藥物，讓這個處方變成非常溫和的方劑，所以才叫做《太平惠民和劑局方》。

名醫對治

四君子湯是益氣健脾的方劑，單純參朮苓草的四君子湯，補氣效果是沒話說的，再加上陳皮這一味行氣的藥，可以增強其推動的功能，就有幫助腸胃運化的效果。

醫者也要將心比心，當你服藥的時候，如果肚子出現燒灼感、灼熱感，肯定會嚇一跳，不知到底問題出在哪裡。我們最近看一個女性患者，五十出頭，說她已經進入更年期，出現了一些更年期的症候群，而且特別敏感，只要方子裡面有生薑、砂仁這一類薑科或蘘荷科等含有生薑的辣素，她就受不了。

所以如果確定病者的反應極端的過敏，我們只有盡量想辦法在處方用藥中不要有這些過敏反應的藥物，這樣病者比較能夠接受，我們也不用多處理那種反應帶來的困擾。把理中湯的乾薑換成茯苓，乾薑是大熱的藥，有的人吃了肚子腸胃會有燒灼感的道理就在這裡，我們讓病人不會有這種反應，就可以減少困擾。陳師文先生的四君子湯，就有這樣的用心。

四物湯

【藥材】當歸、川芎、熟地黃、白芍

【屬性】補劑（補血）

【宜忌】腸胃功能差者少用，因地黃、當歸滑腸

方名由來

本來這個方是出自張仲景《金匱要略》最後面從第十九章開始，屬於婦科症狀的論述及方劑的使用，但在這本書裡你找不到所謂的「四物湯」，它是後代宋朝陳師文先生的《太平惠民和劑局方》，將《金匱要略》的芎歸膠艾湯原來的七味藥去掉三味藥阿膠、艾葉、甘草，保留當歸、川芎、熟地黃、白芍這四味藥，所以才稱它為四物湯。前面

介紹過，明朝的龔廷賢先生寫了一本可以跟《醫宗金鑑》等量齊觀的《萬病回春方》，裡面的許多方劑就是建築在四物湯的基礎上。

功效作用

四物湯本來是用來補肝血，用在平常保養有它的功效，但是要在短期間之內達到補血的效果可能會有一點問題，因為方子裡的藥跟藥之間會產生互相制衡的作用。所以我們使用所謂的四物湯來補血，首先要考量病者的體質是屬於哪一個類型，才不會影響這個女性的健康狀況。

社會大眾普遍有一些不正確的觀念，不知道從哪一個年代開始建立的：很多做媽媽的，每次小女生生理週期一結束，就考量要怎麼補一補，其中最常提起的就是四物湯。四物湯就四味藥，實際上是二陰二陽的藥物所組成，所謂的二陰，第一味是地黃，本身是滋陰養陰的藥，講明白一點，應該就是所謂的補血藥，另外一味是芍藥，但是它有收斂的作用。只是現在的熟地黃不可能有所謂的九蒸九曬：把它放在蒸籠裡蒸，蒸完以後再放到太陽底下曝曬，曬完了以後再蒸，除了這樣的製作過程，有的還要用酒，因為酒是熱性的藥物，另外要用縮砂仁跟地黃先拌炒，攪拌以後炒，炒了以後蒸，蒸了以後曬，經過九道程序，甚是費工。某位我認識的藥材批發商講明了，說現在的地黃有一蒸一曬就已經很厲害了。

四物湯另外有兩味陽藥，其中一個是當歸，如果是燥熱性體質的人，吃了當歸以後可能就會有一些燥熱的症狀出現，這對女生的身體其實未必有好的效果或作用。另一味陽藥是川芎，學名叫芎藭，因為產在四川的品質比較好，而且四川本身是藥材王國，所以大家叫它做川芎。

名醫對治

一般媽媽姥姥奶奶總認為說月經來血液流失，就應該補充血液。地黃為首選，因為它裡面含鐵，也有補血的作用。但由於芍藥有收斂的作用，到週期第二天第三天，因為芍藥的作用，結果經血的排出量變成只有第一天的一半或不到，這樣一來那些應該正常排出的沒有排出，就存留在腹腔中，如果再加上喜歡吃生冷食物，儲存在腹腔裡的經血就可能變成肌瘤或產生不正常的生理現象，造成例如子宮內膜異位、子宮肌腺瘤、巧克力囊腫等一些不應該存在的腫瘤。

另外，一般人都不太清楚，地黃是養陰的藥，本來可以平衡當歸、川芎陽熱的症狀，但是因為地黃、當歸都有滑腸的現象，所以有的人吃了四物湯就會產生腹瀉的現象，原本是要攝取這些藥物達到補血的目的，結果反而拉肚子，本來藥材的功效因而隨著腹瀉排除流失掉了，花了錢又拉肚子，真的是得不償失。

川芎則會促進血液分泌，造成出血量增加，如果本身已經有出血的傾向，一般十個女生大概有九個有貧血的狀況，如今原本就貧血了，又因為川芎促進出血量增加，貧血可能會更嚴重，當然就會影響排卵的狀況。

所以我從以前到現在都再三呼籲叮嚀，使用四物湯一定要慎重。在使用任何方藥之前，一定要先認知病人體質的屬性，這就是所謂的辨證論治的基礎。

如果平常就肝血不足，從細水長流的角度來處理應該是可以考量四物湯；但如果要立刻達到補血的效果，很多文獻——尤其是《醫宗金鑑》裡的〈名醫方論〉——特別強調可以用當歸補血湯：當歸補血、黃耆補氣。

有趣的是，為什麼既然稱補血湯，補血的當歸劑量卻比補氣的黃耆劑量輕，一般人對此不免抱著懷疑的態度。《醫宗金鑑》作者吳謙先生就講了，補血的藥比補氣的藥少的原因是，有形的血液沒有辦法遽升，意思就是說有形的血很少能夠立刻製造產生，而是生於無形的氣——也就是所謂的造血機能，造血是歸納建築在骨髓的功能，所以他說有形的血不能遽升，而生於無形之氣，因此補血湯的黃耆劑量要五倍於當歸，也就是黃耆要用五錢的話當歸就用一錢，就能夠立刻讓骨髓製造血液，達到迅速補血的功效。四君子湯也是如此變化衍生而來的。

四神丸

【藥材】補骨脂、吳茱萸、肉豆蔻、五味子、生薑、大棗

【屬性】補劑（著重在肝腎脾胃）

【宜忌】內有虛熱者忌用

方名由來

出自明代醫學家王肯堂所著之《證治準繩》。說它是二神丸和五味子散兩個方的合方也未嘗不可。

功效作用

肉豆蔻作用在腸胃消化系統，補骨脂是腎功能方面的用藥，五味子本身有收斂作用，這個方劑裡面有很多健脾、補腎的藥，對腸胃系統有非常好的治療效果，藥很簡單，但效果是非常不錯的。

名醫對治

四神丸有的時候我們也可以把它拆開來使用，單用一味吳茱萸。吳茱萸對肝有很好的效果，補骨脂、吳茱萸、肉豆蔻都是屬於比較熱性的藥物，所以常要用大棗來中和，大棗另一方面也可以作用在腸胃消化系統，把這些藥材熬煮做成藥丸服用。

因為補骨脂屬於熱藥，能夠補相火，中醫的理論認為，腎是水火之臟，另外肝、膽、三焦這些所產生之火，可補相火通君火生土，當然就是腸胃系統，所以這個方的君藥就是補骨脂，能夠大補下焦使火旺土強，治水而不讓水氾濫成災。

肚子拉久了就是命門相火衰弱，不能全歸咎腸胃系統的問題，肉豆蔻有幫助消化的作用，可以暖胃顧腸，五味子能夠補腎，不過它酸酸的有收澀作用。

補骨脂、肉豆蔻叫做二神丸，另外的吳茱萸和五味子兩味藥叫做五味子散，這樣兩個方合起來，對我們的腸胃消化系統、腎臟功能都有非常好的治療功效。

四逆散

【藥材】柴胡、枳實、白芍、甘草

【屬性】瀉劑（作用在肝膽）

【宜忌】藥性溫和，較少禁忌

方名由來

出自《傷寒論．少陰病篇》，根據小柴胡湯衍化而成。小柴胡湯有七味藥：柴胡、黃芩、半夏、人參、甘草、生薑、大棗，四逆散保留了柴胡、甘草兩味，加上芍藥、枳實，總共四味藥。與四逆湯附子、乾薑、甘草都是熱藥不同，四逆散除了甘草，其他都是屬於陰的藥。

功效作用

《傷寒論》有云，陽就是身體的功能，如果陽被陰所遏抑，就需要用四逆散，包括柴胡、枳實、白芍和甘草，其中柴胡有疏肝氣的作用，可以作用在肝膽經；枳實跟陳皮都是芸香科的植物；另外芍藥、甘草，在仲景方裡有緩解平滑肌的功效，因此可以改善手腳冰冷的現象，促進血液循環，使循環恢復正常。

從四逆散又發展出很多後代的處方，包括作用在肝膽疾病的柴胡清肝湯、柴胡疏肝湯。

到了明清兩個朝代，傷科學有一劑陳實功先生的處方「傷科學復元活血湯」，裡面就有完整的四逆散架構。稱得上是中國醫學史第一個外科解剖專家的王清任（王勛臣）先生，有一劑少腹逐瘀湯，其中也含有完整的四逆散架構。既然叫做少腹，也就是針對肚臍兩旁以下的組織器官，王清任先生也是效法仲景先生活血化瘀的方式，全身性的瘀就使用身痛逐瘀湯，心血管的瘀使用血府逐瘀湯，橫隔膜上下肋間的有膈下逐瘀湯，肚臍以下任何一個器官組織有阻塞的現象，就可以考量用少腹逐瘀湯，所以他用在現代女性的婦科學上面。

四逆散可以作用在肝膽經。肝跟膽是一個系統，所謂的「肝膽相照」「肝膽互為表裡」，膽也有熱證也有寒證、實證、虛證，膽汁的分泌實際上是很重要的系統，在《黃帝內經》的〈靈蘭祕典〉裡面提到，儘管十二經各有它的功效、作用，但是最後要取決於膽。

膽實證常會影響腹脹，甚至會使人的精神體力老是感覺到疲勞、倦怠，全身軟趴趴的，常常喜歡睡覺而又不喜歡講話，木木然，少陽之為病。少陽症就是肝膽方面的問題，膽虛證的話，因為膽汁分泌會影響食慾以及消化酵素的分解，就會頭暈目眩，看東西視力越來越模糊，實證就整天昏昏欲睡，虛證就會煩，再加上工作壓力太大，就會虛煩不得眠。

臨床上根據不同的辨證，可以用酸棗仁湯、溫膽湯、小柴胡湯等，實際上這些藥與其說可以作用在肝膽系統，不如說是廣義消化系統的用藥，膽汁分泌會幫助食物消化酵素的分解，肝膽腸胃消化系統健全，何病之有？膽可以這樣做分類。

附帶一提，仲景先生在《金匱要略》裡有個方叫做小半夏湯，必要時可以加一味茯苓，叫做小半夏加茯苓湯，可以用來治療肝膽的病變。有一位同道董延齡大夫，曾經在很多地方提到用小半夏加茯苓湯治療現代醫學很棘手的症狀，沒想到僅僅只有三味藥，就可以讓現代醫學判定很頭痛不好剃頭的一些症狀霍然而癒。

名醫對治

由於現代很多女性很習慣吃冰冷的食物，難免導致子宮、卵巢發生循環障礙，生理週期來的時候有人痛得會在地上打滾，而且因為受到寒氣的凝結而導致出血量減少，所以會造成嚴重的不孕症現象。除了考量用仲景先生的當歸芍藥散以及小柴胡湯變化出來的加味逍遙散、桂枝茯苓丸等一些活血化瘀的處方，也可以考量用四逆散變化出來的少腹逐瘀湯，加上丹參、懷牛膝、澤蘭這些活血化瘀的藥，而達到治療不孕的效果，這在臨床上我們有很多成功的病例。

有個病例從出生嬰兒期就發現每天糞便裡都帶有血絲，某大醫院做過詳細檢查發現他的腸子就像被蜜蜂螫過一樣，這樣子經過漫長十幾年的歲月，始終沒有辦法徹底治療好，不過我們在非常短的治療時間裡，就把這個問題完全解決了。我們只用四逆散，其中的芍藥、甘草是非常好的止痛藥，然後加入一劑對腸胃腫瘤有很好的抑制、治療效果的「樂適舒」，這也是組成藥味非常簡單的一個處方，一方面藉助一些止血的藥，當然也包括花生衣這些藥物，只吃了兩週的藥，他十多年的便血症狀竟然就完全獲得改善。

這種腸胃病變，實在多得不勝枚舉。有個高姓山東老鄉，被一家大醫院判定為胃癌，認為預後非常不樂觀，我也是用四逆散、樂適舒治療以後延長了老先生的寶貴生命長達八年以上。另有一位餐廳的老闆也是被同一家醫院診斷為胃癌，即便生意如日中天，但就像一個罪犯被法官判處死刑，那種恐懼、沮喪想必只有過來人才能體會。我們一樣用四逆散、樂適舒加蘆葦根、石斛健運脾胃的藥物，到今天為止，這位老闆不但依然健在，比起做了外科手術又經過化學治療放射治療而存活下來，生活品質當然不可同日而語。

有一位學員的太太，二度罹患痛起來會要人命的膽囊發炎。我們用四逆散、茵陳五苓散、延胡索、川楝子、烏藥、香附、木香，加一點延胡索，止痛效果很明顯，如果確定有膽砂、膽結石，我們還會加雞內金化石。用藥一兩次，那種痛感就不藥而癒了。

老祖宗留下很多寶貴處方用藥，一路從腦瘤到消化系統，我們會繼續向各位報告，讓生命能夠獲得保障，讓人間能夠充滿喜悅，這個是我們對讀者、全世界所有人類的一種責任，想必讀者也樂見我們給大家的這些生命保障的源泉。

四逆湯

【藥材】附子、乾薑、甘草

【屬性】補劑（溫補強心）

【宜忌】體質燥熱者勿用

方名由來

出自《傷寒論·少陰病篇》。包括手足少陰，分別對應心腎疾病。

功效作用

名叫四逆湯，實際上只有三味藥，甘草、乾薑、附子，因為全部都是熱藥，有回陽的作用。

四逆就是手腳逆冷，也就是手腳冰冷的意思，陽虛就是熱能燃燒不夠，才會顯現手腳冰冷的現象。血液不能夠輸送營養物質到手腳，相對的也就不能正常的輸送到大腦；大腦一旦缺氧，就會呈現虛脫的現象。

當生命垂危，就要趕緊用強心的藥，強心藥有適合寒證以及熱證的，如果是寒證，一定要用四逆湯，把心臟的血液輸送到大腦，一般我們的血液有帶氧的作用，大腦細胞含氧量充沛，就會慢慢甦醒過來。

名醫對治

有一位女士住在寧波西街，有一天大概是過度疲勞，再加上碰到生理週期，一旦大量排血，往往就會出現休克的現象。家屬由於向來相信我們，所以就送到診所這裡來，那時若送大醫院，時間上恐緩不濟急。我們的候診處有一張類似古早的長凳子，寬度也很寬，長度跟人的高度差不多，當時我就吩咐把她安頓在長板凳上，交代幾個助理先幫她蓋住肚臍，然後請一個助理幫忙掐人中，一個溫灸足三里，再用溫開水送服四逆湯，不到一刻鐘的時間，她就有胸口的大石頭被拿開的感覺，慢慢甦醒過來，精神體力也逐漸恢復。

如果當時送大醫院，緩不濟急可能就休克了，因為這個病例緊急處理得宜，從此之後全家人都是我的忠實病患，因此結了一段醫藥的因緣，我覺得很有意思。

五皮飲

【藥材】五加皮、地骨皮、茯苓皮、大腹皮、生薑皮

【屬性】通劑（利尿消腫）

【宜忌】藥性溫和，較少禁忌

方名由來

出自清汪昂所著的《醫方集解》。

功效作用

在南北朝名醫徐之材先生所創的十劑裡，有個利水的方子，所用的藥材全部都是這

些材料的皮，用來治療皮膚的水腫。中國醫學理論特別標榜「取類比象」，譬如民間有個說法，吃豬肝就補肝，吃豬心就補心，這叫做取類比象，五皮飲就有類似的意思。

陳修園先生在他的《時方歌括》裡面就依這種十劑分類方式，他的一百零八方裡有一劑雞鳴散，裡面就有生薑皮可以達到消水腫的功效。

五皮飲裡面有五加皮、地骨皮、大腹皮、茯苓皮、生薑皮，有的處方把五加皮換成桑白皮，也就是桑樹的根和皮，組成有一點點的出入，但對治療功效並不會造成影響。

名醫對治

在所有的利水之劑裡面，最平和的大概就是五皮飲。有些人臨床喜用平妥處方（時方），所謂不求有功但求無過，筆者深入仲景《傷寒》《金匱》，臨床多採經方為主，一劑知、二劑已也。

五味異功散

【藥材】人參、甘草、茯苓、白朮、陳皮

【屬性】補劑（作用在脾胃）

【宜忌】藥性溫和，較少禁忌

方名由來

出自宋朝的小兒科聖手錢乙（錢仲陽）的著作《小兒藥證直訣（或稱真訣）》。前面提過，宋朝陳師文先生有鑑於理中湯患者吃了有胃灼熱的反應，就把理中湯的乾薑替換成茯苓，被後代稱為四君子湯，傳承到今天。四君子系列我個人都簡稱叫做四五六七（四君子湯、五味異功散、六君子湯和七味白朮散），這就是方便記憶，也方便認知。

錢乙先生根據四君子湯加了一味陳皮，就叫做五味異功散。從方劑的命名可以看出，加了陳皮以後，具有行氣的功效，陳皮本身又有化痰的功能，而且藥效對小朋友也比較溫和。

功效作用

五味異功散有了陳皮加在四君子湯裡面，很多病症會霍然而解，它的治癒率、療效，會讓小病患跟他的家長都能信任跟接受。最重要的是，有了五味異功散，這些小病患症狀獲得改善，於是食慾大開，吸收力變好了，腮幫子也變得紅撲撲的，臉頰長了肉，抵抗力增強了，後天免疫功能增強以後，幾乎就不再生病。小朋友健康活潑，爸媽耗費在小朋友健康上的心力、甚至金錢就相對的減輕很多。

就我而言，個人的聲譽也因此而遠播，遠從國外的病患都會來找你，一次拿個一兩個月的藥的狀況也不斷增加。有了這樣的良好基礎，臨床上我們也不用絞盡腦汁去思考如何讓醫病關係有很好的互動了。

陳皮剛曬乾時叫做橘皮，因為所含的精油較豐富，所以作用也好、味道也好，會比較強烈一點。剝橘子的時候，橘皮會有精油顯現出來，有時候不小心精油刺激到眼珠，會有不舒服的感覺，也就因為陳皮的精油有這種樣子的反應，所以要放在太陽光底下曝曬，放個三個月、半年、一年兩年，曝曬乾了方便儲存，精油也會慢慢蒸發掉，病者服用的感覺就會很溫和。

橘皮的變化繁多：如果是把剛剛曝曬乾燥橘皮外皮去掉，保留裡面的白色部分，叫做橘白；把橘白去掉，保留外面的皮叫做橘紅；剝橘子時會有一絲一絲白白的，叫做橘絡，橘絡有通絡的作用，橘皮、橘白都有化痰的功效。

五味異功散再加半夏，叫做六君子湯。半夏裡面含有生物鹼的成分，它跟芋頭同為天南星科，半夏平常並不會用來做為菜餚或食療，只用芋頭、蒟蒻做為替代品。

名醫對治

我有個長輩因為體重太瘦，大概只有二十七公斤，就被醫院判定是肺結核病。我卻堅信絕對不是，因為大家都知道肺結核病是法定傳染病，如果真是，她的先生以及六個孩子不是早在幾十年前就應該被隔離了嗎？可是幾十年來，他們全家人不但沒有一個被隔離，也沒有任何人感染肺結核的病症。

我們用健運脾胃的藥，其中就以最溫和的五味異功散為主，再加上治咳嗽。由於她始終沒有出現咳血的現象，我就用喻昌（喻嘉言）先生的清燥救肺湯跟五味異功散搭配，再加上神麴、雞內金這類具有酵素成分的藥物幫助消化吸收，本來只有二十幾公斤，後來就變成了三十幾公斤，起碼有長肉，身體的健康狀況、精神狀態都好多了。

脾胃跟呼吸系統是有關連的，我們說脾胃屬土，呼吸系統屬金，培土生金，不就讓現代醫學認定的一種棘手病變完全獲得改善了嗎?!

五苓散

【藥材】豬苓、澤瀉、白朮、茯苓、桂枝
【屬性】通劑（利水強心健脾）
【宜忌】小便次數頻繁、量多者禁用

方名由來

出自《傷寒論・太陽病篇》。包含手足太陽，分別對應小腸和膀胱。

功效作用

五苓散跟豬苓湯同樣都是五味藥，功效卻有很大的差距。豬苓湯有阿膠、滑石，五苓散裡面有桂枝、白朮，就藥的組成，可看出五苓散是「濕盛熱不盛」，因為白朮和桂枝是辛溫的藥，豬苓湯則是「濕盛熱盛」。

五苓散因為有利水作用，體腔裡不管任何部位的組織液比較多的話，就可以透過它來治療。

五苓散有豬苓、茯苓、澤瀉、桂枝、白朮，白朮有健脾利濕的作用，桂可以入腎，促進腎臟補水利尿的功效，另外用桂枝就有解表的作用，也就是有表裡雙解的功效。

名醫對治

五苓散使用的範圍很廣，小便不利、水腫、尿崩消渴、腎炎、急性腸胃炎、前列腺炎、陰囊水腫、肝膽病、水腦、小兒黃疸等大小病症都適用。

有人因為大腦組織液分泌比較多而導致平衡感失衡，出現暈眩的現象，我們可以用五苓散，或者加茵陳叫做茵陳五苓散，再不就加懷牛膝、車前子，效果相當不錯。還有腸胃組織，如果腸管水分太多，不拉肚子腹瀉都很難，透過五苓散利水的功效，讓腸管的水分回到泌尿系統，這樣一來相對腸子的水分減少，就不太會想拉肚子了；如果用了五苓散腹瀉沒有改善，可以再加平胃散做為複方，平胃散裡面有蒼朮，五苓散有白朮，所以有二朮的架構，蒼朮、白朮對體內的組織液有很好的吸收吞噬功效。

另外，中醫學理論有提到為什麼會出現肝膽的病變，早在《黃帝內經》時代，就說「濕瘀熱鬱，黃疸生焉」。既然是濕瘀，五苓散或茵陳五苓散有利濕的功效，肝病就因此可以獲得緩解，再加茵陳成為茵陳五苓散，治療效果更加理想，我們有太多肝膽病的病例，就是透過茵陳五苓散很快獲得改善及療效。

五苓散有許多變方：去桂枝叫做四苓散；本方加辰砂叫做辰砂五苓散，也治小便不利；加蒼朮叫做蒼朮五苓散，主治寒濕；加羌活叫做元戎五苓散，治中焦積熱；加石膏、滑石、寒水石叫做桂苓甘露飲，可清六腑之熱；去桂枝、澤瀉叫做豬苓散，治病在膈上的嘔吐；加川楝子，治水疝；去桂枝，加蒼朮、甘草、芍藥、梔子、黃芩、羌活，叫做二朮四苓湯，通治表裡濕邪，兼清暑熱。

五苓散還可以結合益元散治諸濕淋瀝；再加琥珀叫做茯苓琥珀湯，治小便數而欠；合平胃散叫做胃苓湯，一名「對金飲子」，治中暑傷濕，停飲夾食，腹痛泄瀉，口渴便祕；合黃連香薷散叫做香薷飲，治傷暑泄瀉；合小柴胡湯叫做柴苓湯，治發熱泄瀉口渴，瘧疾熱多寒少，口燥心煩。

對現代人而言，五苓散加生薑大棗煎，還可以治髮白及禿落。

六一散

【藥材】滑石、甘草

【屬性】通劑（利尿）

【宜忌】組成簡單且藥性溫和、作用平妥，沒有什麼禁忌

方名由來

出自劉守真（劉河間）先生，他把這個方定名為天水散，天一生水，地六成之，他把我們的一二三四五六七八九十分成天地來認知。六一散只有兩味藥，一味是滑石，一味是甘草，因為滑石的比例是六，甘草的比例是一，所以叫做六一散。

功效作用

六一散的重點就是滑石有所謂的「滑能去著」、通竅的作用，甘草本來就是能夠平衡很多藥物的屬性，而且甜甜的能夠生津止渴。夏天天氣一熱，出汗出得太多，相對尿液就減少，我們如果沒有正常排尿，有時候造成電解值不平衡，會有生命的危險，六一散可以緩解口渴的狀況。

另外臨床上有很多醫者喜歡用六合湯，因為它能夠讓腸胃消化道功能充分的發揮功效。六合湯用的是比較便宜的材料（時方），較受一般社會大眾的喜愛，但是我個人比較喜歡用經方，也就是用《傷寒》《金匱》的方，或歷代名醫的一些處方，如宋朝的《太平惠民和劑局方》。

名醫對治

老祖宗的處方中，在六一散裡面加一點硃砂就叫做益元散，朱砂有作用在心血管方面的效果；不過現在硃砂的價位不便宜，家裡的人如果有小便不利造成心血管病變的話，當然也是可以使用的。

我個人一直有個構想，在很多寺廟我們可以用一個茶桶，加入六一散來給香客飲用，吃了口渴就可以獲得緩解。我又想到另一種處方芍藥甘草湯，現代人週休二日喜歡這裡走走、那裡跑跑的郊遊踏青，如果不是常運動的人，腳會有痠痛的狀況，有了芍藥甘草湯沖泡飲用水，會讓筋骨痠痛獲得緩解，日本的漢方醫家稱芍藥甘草湯為去杖湯，因為吃了腳就不會痠、不會痙攣、不會抽筋。

六君子湯、六味地黃丸、六一散這些在臨床上都是很實用的方劑，而且是惠而不費，意思就是不用花龐大的費用，即可達到治療的功效。

六君子湯

【藥材】人參、甘草、茯苓、白朮、陳皮、半夏、生薑、大棗

【屬性】補劑（行氣補氣化痰）

【宜忌】藥性溫和，較少禁忌

方名由來

出自《太平惠民和劑局方》，五味異功散再加一味半夏，就變成六君子湯。

功效作用

六君子湯有半夏化痰、陳皮行氣、四君子補氣健脾，這樣一來所有的痰飲都可以化

消。半夏、陳皮、茯苓、甘草叫做二陳湯，有清除痰飲的效果，加上竹茹、枳實就變成溫膽湯，既能夠化除痰飲，又可以改善睡眠。從《黃帝內經》時代就告訴我們「胃不和則不眠」，溫膽湯讓你的腸胃獲得改善，睡眠困擾也就自然不藥而癒了。

名醫對治

有一位六十四年次的女生，為了減重，服用一種叫做諾美婷的藥物，吃了以後非但體重的減輕不如預期，反而出現重症肌無力症：眼皮——尤其是右邊的眼皮——不能睜開，嚴重到她只好用膠帶把眼皮黏住，讓它不要掉下來。幸虧發生的時間不長，經過我們用健運脾胃、補氣的藥物，讓她的重症肌無力症獲得痊癒。

根據中醫的理論，臉部的上下眼皮都是屬於脾胃系統管的，上下嘴唇也是腸胃消化系統管轄的，因此要用健脾補氣的藥，來達到治療的功效，我們的四君子湯、五味異功散、六君子湯這些處方，就是屬於健脾補氣的藥，這是相當難得的老祖宗智慧結晶。

六味地黃丸

【藥材】熟地黃、山茱萸、山藥、澤瀉、茯苓、牡丹皮

【屬性】補劑（作用在肝腎脾胃）

【宜忌】腸胃滯悶者少用，因地黃黏膩

方名由來

出自《小兒藥證直訣》。六味地黃丸是仲陽先生根據仲景先生的腎氣丸，把桂枝（或肉桂）、附子兩味熱藥去掉，應用在小兒身上，尤其是肝腎功能有病變的。就像民間的爺爺奶奶常講的，小兒屁股三把火，錢乙先生說因為小兒是純陽之體，不像一般年紀大的人，精氣血經過不斷的消耗，陽氣會慢慢的衰竭，所以他把桂、附兩味藥去掉，保

留六味藥。

功效作用

六味地黃丸，一方面可以作用在先天，包括臨床上發現很多的不孕症，我們會運用六味地黃丸或腎氣丸的原方，促進男女性賀爾蒙的分泌，而達到不孕症治療的效果。所以只要跟先天有關的病症，都可以運用它來作調整。

頭髮與腎有關，所以小朋友出生嬰兒期一直到兒童期，頭髮長得慢，也可以考慮用六味地黃丸處理。牙齒長得慢，中醫的理論認為「齒為骨之餘」，腎主骨，所以是管骨頭的，骨頭又是造血的系統，所以吃了頭髮也長了，牙齒也發出來了。

這六味藥第一味是地黃，有滋陰養血的作用；第二味是山茱萸，山茱萸酸入肝，又有收斂的功能，所以在治療肝病的處方中常常會用到；第三味是白茯苓，有滲瀉的功能，澤瀉也有利濕、利水的效果；另外牡丹皮有瀉血中伏火的功效。因此從腎氣丸中保留了六味藥，叫做六味地黃丸。

事實上原來的處方裡並不是用肉桂，而是用桂枝，地黃補腎，山藥補脾，山茱萸補肝。但如果只是單純的補而沒有瀉，就會造成胸悶、腹脹，所以既然有三補，就有茯苓、澤瀉、牡丹皮三瀉，此即所謂的「三補三瀉」。

就像光在銀行裡存款，而沒有把這些款項充分的利用，就會變成爛頭寸；所以有了存款就要讓那些資金能夠充分發揮它的效用。六味地黃就是老祖宗的經驗，有三補就要有三瀉，有補而沒有瀉，等於存了龐大的資金，卻沒有辦法充分發揮經濟效益。

七味地黃丸也變化出一方叫做七味地黃湯，就是在六味地黃湯裡加桂一兩，因為大熱的藥都有一種引火歸源的功效，就是把無根之火，引火歸源，前面提過的神醫喜來樂治王爺流鼻血，把蒜泥貼在足底心的涌泉穴，這一貼就是所謂的「引火歸源」。用六味地黃就有引火歸源的功效，大家不要小看臨床的功效，這個已經經過千百年歷史的驗證，實際上還是有很好的效果。

名醫對治

語言中樞有病變，有些小朋友到了上小學還不會講話，我們也常用六味地黃加一些通腦竅的藥，譬如遠志、石菖蒲。

脾胃系統管水分的運輸、營養的輸送攝取，六味地黃裡面有山藥，對脾胃系統也有很好的功效。

走路走得很慢，因為腎主骨、肝主筋，走路跟肝腎就有很大的關係，這個方子的山茱萸是補肝的，地黃是補腎的，我們可以再加五加皮，就是非常好的壯筋骨藥。另外可以加往下走的懷牛膝，再加上補肝血的藥，效果就非常理想，甚至有所謂脫胎換骨的效果。

七味白朮散

【藥材】人參、茯苓、白朮、甘草、藿香、木香、葛根

【屬性】補劑（健運脾胃）

【宜忌】方中木香性燥，故體質較燥熱者宜少用

方名由來

出自宋朝錢乙先生的《小兒藥證直訣》，根據四君子湯加上木香、葛根、藿香。

功效作用

香附是莎草科植物，方劑學裡的方義，也推薦香附可以作用在十二經。我們人體有

十二個經絡，香附可以走十二經奇經八脈，為氣病的總司，為女科之仙藥。有些藥是固定的作用在某一個經絡，香附則對每一個經絡都能達到治療的功效。某一局部疼痛，尤其是腸胃的病變，用木香就有止痛的效果。如果沒有食慾、厭食，可以用唇形科的藿香促進胃液，讓他胃口大開。還有一味葛根，葛根有升胃陽的功效。

傳統醫學中，乳房屬於足陽明胃經，乳頭屬於足厥陰肝經，要達到豐胸的目的，一定得從這兩個經絡著手。足陽明胃經可以用七味白朮散，如果要作用在足厥陰肝經，就要用逍遙散、加味逍遙散，不過也可以用一味雞血藤，它有補血的作用。

名醫對治

七味白朮散不僅僅作用在腸胃系統，臨床上很多包括糖尿病的病者，拉了肚子嘴巴就乾，口渴就想多喝水，多喝水以後拉肚子就反覆發作。吃了拉，拉了以後血糖就不穩定，我們可以用七味白朮散，因為裡面有一味葛根可以升胃陽，讓消化功能變好，營養就能夠供應人體的需求，這就是葛根的功效，吃了口乾舌燥、肚子脹氣都能獲得改善，兒科也好，在一般成年人的腸胃消化也好，葛根也都有很好的治療功效。口渴引起需要大量攝取水分，攝取水分又造成大量腹瀉，對這種下利引發的口渴的病例，在臨床上，建議我們的醫者同道，能夠充分運用七味白朮散。

肝心脾肺腎五臟有各自的一些疑難雜症，肝主五色，脾主五味、心主五臭，肺主五聲，腎主五液，肝管的是人體身上任何色素的變化，現在有很多黑斑、白斑、黃斑，只要在皮膚某一個部位出現色素變化，讓你感到有礙觀瞻，如果經過現代醫學美容的處理還是沒有辦法治癒，不妨從傳統醫學中尋求有治癒功效的一些藥物。

有一位住三重的先生，因為舌頭對任何味道都沒有一絲一毫的感覺，求助於一家大醫院，住院住了大約半個月的時間，所有該做的檢查全部都做了，找不到任何原因，只檢查出一個結果：他只對糖精有感覺。來到我們這邊後，因為脾主五味，所以臨床治療上就必須考量如何改善脾胃消化系統，我們就用七味白朮散這個方子，實際上它也是建築在四君子湯的基礎上，四君子湯參朮苓草，這個方子裡面再加木香、藿香、葛根。

眼睛、耳朵、鼻腔、口腔共七個孔道，稱為七竅，患者既然對味道的辨識完全沒有感覺，就用七味白朮散，再加遠志、石菖蒲這些有通竅作用的藥：鼻子不通我們會加遠志、石菖蒲，視力有問題加石斛、遠志、穀精，耳朵不通用七味白朮加遠志、石菖蒲、青蒿。鼻子旁邊五分有個穴位叫做迎香穴，當你的鼻腔嗅覺有了阻礙，不妨在迎香穴按壓刺激，鼻子的嗅覺就會回復了。

我們用七味白朮，加遠志、石菖蒲、白芷這些藥，一個星期以後，經過多年的治療沒有反應的這位先生，竟然就有了感覺，吃任何東西可以知道是苦的還是甜的，所以老祖宗是從活生生的人體來做為臨床實驗的對象，怎麼能夠說中醫是不科學的。

七氣湯

【藥材】人參、官桂（肉桂）、甘草、半夏

【屬性】補劑（補氣溫中）

【宜忌】藥性溫和，較少禁忌

方名由來

出自陳師文先生編輯的《太平惠民和劑局方》。又稱四七湯，就是四味藥的意思。

功效作用

七氣湯顧名思義可以治療喜怒憂思悲恐驚七情氣鬱，氣血可以用這些藥來疏導。桂枝本身有帶動血液循環的效果，桂是入血分的，人參是入氣分的，也能夠治療痰迷心竅、絞痛腹脹甚至影響呼吸急促，也就是所謂的「腹脹喘急」。

實際上它只有四味藥，如果加上薑，就像越鞠丸只有五味藥可以治六鬱是一樣的道理。

名醫對治

現代人在生活起居方面常會碰到不如意的事，這就是所謂「七情氣鬱」，七氣湯能夠涵蓋臨床上的這些問題，有些人對任何細微末節都很在意，甚至於斤斤計較，或心情鬱卒卻不願向人傾訴。這種症狀不是女性專有，嚴重的還有隨時想結束自己生命者，我們可以用此方解開心頭的結。

七寶美髯丹

【藥材】何首烏、茯苓、牛膝、當歸、枸杞子、菟絲子、破故紙

【屬性】補劑（作用在毛髮）

【宜忌】雖無禁忌，但重在辨證論治

方名由來

出自《醫方集解》。

功效作用

頭髮跟腎功能有絕對的關係，因為腎是管骨頭的，骨髓又負責造血，而「髮為血之

餘」。所以作用在腎臟的會明顯表現在頭髮，這就是七寶美髯丹的作用，對頭髮掉得厲害白得厲害，都有很好的功效。七寶美髯丹跟還少丹有異曲同工之妙。

名醫對治

現在科技開發出濃縮的科學中藥，有很好的治療功效，對忙碌的現代人也很方便，我相信這可以造福人群。像七寶美髯丹這樣的科學中藥，我覺得平常就可以用這個處方保健身體，改善頭髮斑白的情形。

八味地黃丸

【藥材】熟地黃、淮山、山茱萸、澤瀉、茯苓、牡丹皮、肉桂、附子
【屬性】補劑（補腎養肝健脾）
【宜忌】必須尺脈弱者才能用之

方名由來

錢仲陽先生根據仲景先生的腎氣丸，去桂枝與附子，保留六味藥，稱六味地黃丸。後代就把加桂、附的叫做八味地黃丸，加知母、黃柏的也叫八味地黃丸；又因為知母、黃柏性寒，桂枝、附子性熱，所以又把它分成大八味、小八味。我不知道同樣的八味藥為什麼要分大小，一直找資料也無從考究。反正民間的習俗，大八味就是桂附八味，小

八味就是知柏八味，實際上是出自《金匱要略》，也就是張仲景的〈傷寒卒病論〉，卒病是雜病的意思。但在《傷寒論》是絕對找不到這個處方的。

功效作用

唐朝醫家王冰先生說「益火之源以消陰翳，因桂附熱藥故也」。王冰又名啟玄子，因為曾經在政府機關擔任過太僕，又稱王太僕。第一個解釋《黃帝內經》的人就是王冰，他特別標榜桂枝、附子和知母、黃柏。因為桂附都是陽藥，熱性的藥能夠驅除寒邪，所以他說「益火之源以消陰翳」，要尺脈弱者才可用這個方。另一句話說「壯水之主以制陽光」，要尺脈旺的人才可以用；因為知母、黃柏都是屬於寒涼的藥，而且都入腎補腎水，所以一定要尺脈旺的人才可以用知柏八味。

除了桂附八味、知柏八味以外，六味再加五味子散（五味子和吳茱萸），就叫做都氣丸，事實上是七味藥；在六味裡再加麥門冬、五味子散，就是八仙長壽丸。

名醫對治

知柏八味是滋腎陰補腎水的方劑，桂附八味是補火的消除陰霾的處方，但是竟然有人把知柏八味跟桂附八味開在一起；不僅如此，竟然又開了六味地黃。把桂附八味去掉是因為小朋友純陽之體，這樣子運用是沒有話說的；但為什麼把知柏八味跟桂附八味加在一起，又開六味呢？

有人請教開這種處方用藥的醫者，他竟然有一套個人的看法跟理論：「我覺得他有一點陽虛，那也就是尺脈弱囉，所以就開了桂附八味。不過我又感覺到他有一點陰虛，那也就是尺脈旺囉，所以我又用知柏八味。最後我又感受到他有一點陰陽俱虛，所以就用了六味地黃丸。」這樣開當然只會貽笑大方。

在所謂的陰陽表裡的辨證論治裡，「壯水之主以制陽光」，也就是說它有補腎水的功效，「益火之源以消陰翳」，表示這個方子的藥裡面肯定有增加命門相火燃燒的功能，是不能混為一用的。

八珍湯

【藥材】當歸、白芍、川芎、熟地黃、人參、茯苓、甘草、白朮

【屬性】補劑（氣血雙補：四物湯補血，四君子湯補氣）

【宜忌】腸胃滑脫者少用，因當歸、地黃滑腸，服後易腹瀉，但有四君子湯駕御

方名由來

四開頭大家最熟悉的是四物湯：當歸、芍藥、地黃、川芎，又有四君子湯：人參、白朮、茯苓、甘草，四君子湯加上四物湯，就是八珍湯，意謂八味珍貴藥物，都是非常珍貴的藥物。四物、四君子都是從《太平惠民和劑局方》引述出來的，但是兩個方加起來是出自於《正體類要》，不過後代很多人把它歸納在瑞竹堂的《經驗方》。

功效作用

四物湯補血，四君子湯補氣，八珍湯就同時有氣血雙補的功效。

除此之外，還有所謂的八仙湯，也有四君子、四物湯的架構在裡面，八仙湯又是另外一個出處，有的文獻告訴我們它是出自龔廷賢先生的《萬病回春方》，八仙湯有四君子湯再加陳皮、半夏，就是六君子湯的架構，人參、白朮、茯苓、甘草、陳皮、半夏，這就是所謂的六君子湯，再加當歸、芍藥、川芎、地黃、這個叫做四物湯，所以其實它也有八珍的架構，再加柴胡、桂枝、生薑、大棗，如果再加半夏，就是小柴胡湯的架構，只是沒有黃芩而已，這個方叫做八仙。八仙湯再演變，就成了九味羌活湯。

名醫對治

八珍湯同時具有四君子湯及四物湯的組成，所以對肝膽系統、腸胃系統，都有很好的治療效果。

九味羌活湯

【藥材】羌活、防風、蒼朮、細辛、川芎、白芷、生地、黃芩、甘草

【屬性】宣劑（治感冒）

【宜忌】藥多辛散耗氣，故外感氣虛者少用

方名由來

出自元代王好古先生的著作《此事難知》，編集其師李杲（東垣先生，字明之，金元四大家之一）的醫學論述。

功效作用

中國醫藥大學前校長謝明村教授，曾跟大陸的學者合編過一本方劑學，獲得陳立夫先生的醫藥獎項，在頒獎典禮時，博覽群書的馬建中（馬光亞）先生提出一個觀點，說謝校長把九味羌活湯放在解表之劑裡，他有一點小意見。

九味羌活湯一共九味藥，其中黃芩是大苦大寒的，把它當做解表之劑的確有一點不妥。

講完之後，我向坐在旁邊的署立基隆醫院院長黃琨璋先生輕聲提道，我也發現了另一個問題。

九味羌活湯裡有一味地黃，地黃是滋陰養陰的藥，也是比較寒涼的藥，基本上寒藥不應該有發表的作用，這個方在文獻上可以用來發汗、去濕、「兼清裡熱」，兼清裡熱就是指地黃跟黃芩，它主治外感風寒濕邪、外感發熱、肌表無汗、頸椎僵硬——也就是所謂的「項強」，可以治療全身有痠痛感，口苦而渴，也可以治療風寒感冒，頭痛發熱，因感冒而引起的風濕神經痛，還可以治療落枕、顏面神經麻痺，所以這個方子的使用範圍也是滿廣泛的。

名醫對治

九味羌活湯一共有九味藥：羌活、細辛、蒼朮、防風、川芎、黃芩、地黃、白芷、甘草，一般通常臨床都有薑、棗在裡面。

它又被稱為沖和湯，在《醫方集解》《時方歌括》裡面也都有出現這個方子，不過後代的一些醫者說得很神奇，這是我們所不敢苟同的，他說春天可以治溫病，夏天可以治熱病，秋天可以治燥證，冬天可以治寒證，因為九味藥具備了六經的用藥，治療的時機可以適應春夏秋冬。

事實上九味羌活湯裡面有很多的燥藥，燥藥會發散，裡面有很多精油，如果本身陰不足、分泌物（包括唾液）不夠、氣比較弱的人，就不太合適用這個處方。

十全大補湯

【藥材】人参、白朮、茯苓、甘草、當歸、川芎、熟地黃、白芍、黃耆、肉桂

【屬性】補劑（氣血雙補）

【宜忌】方中有肉桂，故體質屬燥熱者或氣血不虛者少用

方名由來

出自《太平惠民和劑局方》。

功效作用

四物湯再加四君子湯，叫做八珍湯；八珍湯再加黃耆、肉桂，就變成十全大補湯。

十全大補湯是氣血雙補的方劑，對於貧血、怕冷等症狀，就可以使用。

名醫對治

臉蒼白無血色，通常是貧血造成的。貧血包括臉色蒼白無華，無華就是無血色，意思是臉部沒有光澤，我們就可以考慮用逍遙劑補肝血，另外也會考慮用四君子湯補氣，四物湯補血，若想氣血雙補就用八珍湯，或十全大補湯或人參養榮湯等。

十棗湯

【藥材】芫花、甘遂、大戟、大棗

【屬性】瀉劑（作用於肝腎的滲出物）

【宜忌】除大棗外，其餘三味藥皆屬峻瀉劑，所以小便自利而體虛者忌用

方名由來

出自《傷寒論・太陽病篇》，以及《金匱要略・痰飲篇》。

功效作用

張仲景先生特別叮嚀再三，不能貿然大量的使用在《傷寒》《金匱》都出現的這個

方，一定要掌握適當的劑量，否則有可能造成悲劇。

附帶一提，大戟科植物幾乎都有毒，唯獨有一味藥沒有：茄冬木，又叫做重陽木，台北市愛國東路中間的行道樹以及杭州南路中正國中附近兩旁的行道樹，就是重陽木。它會結果，圓圓的一串一串的，萬一在野外郊遊時迷了路，可以拿果實來充飢。

十棗湯裡一共四味藥，其中大戟、甘遂、芫花都是大毒的藥。大戟、甘遂兩味都屬於大戟科，大戟科的藥物本身就含有非常豐富的生物鹼成分，服用過量輕者會讓大腸受到生物鹼刺激，而引發大量的拉肚子，產生脫水的現象，嚴重的會造成心臟麻痺，而結束生命。

名醫對治

現在很多醫者會把這個方拿來做為強烈利水的處方。民國九十九年我受廣州中醫藥大學之邀到海南島的海口參加經方第九期的高級研習班授課時，就提到關於消水腫，從

《黃帝內經》時代就已經提出三種不同的治療法則。

第一種叫做開鬼門，實際上就叫做發汗法，用的是大青龍湯、小青龍湯這些發汗的藥物。第二種叫做潔淨腑，治療原則就叫做利尿法，透過利尿的方式，把體腔裡面的水份帶出體外，腹腔積水的現象自然就會消失殆盡。一般我們會用豬苓湯，豬苓湯五味藥豬苓、茯苓、澤瀉、阿膠、滑石中，滑石有滑竅的作用，透過利水法，讓體腔囤積過多的水份，透過泌尿系統帶出體外。

最後一種叫做去苑陳莝法，「苑」就是阻塞的意思，念作鬱，這種方法也叫做逐水法，就是要用十棗湯，把瀦留在體腔的水份、水腫驅逐出境。前中醫藥委員會主任委員蘇貫中教授告訴我們，十棗湯在臨床上用來做為逐水的處方確定有非常明顯的療效，不過我前後處理了超過二十個病例，有腹水的這些病者，治療效果並不是很明顯，據說它還會引起嚴重腹瀉，而造成生理的平衡有問題，如此一來就得不償失了。

仲景方最峻烈的就是十棗湯，其他像抵當湯，裡面有兩味動物藥水蛭和蝱蟲，作用非常強烈，還有很多前輩標榜像蜈蚣、百步蛇這類毒性很強，可以治療很多疑難雜症，達到以毒攻毒的功效。我個人卻要再三呼籲，如果不是很善用這些蟲類藥物的話，還是謹慎小心，安全第一。

在這方面，朱樺教授有關運用蟲類藥物的臨床寶貴經驗談，很值得我們參考。

有關一二三四五六七八九十的方劑，我們就介紹到這裡，接下來要談的是與顏色相關的處方。

【第二篇】

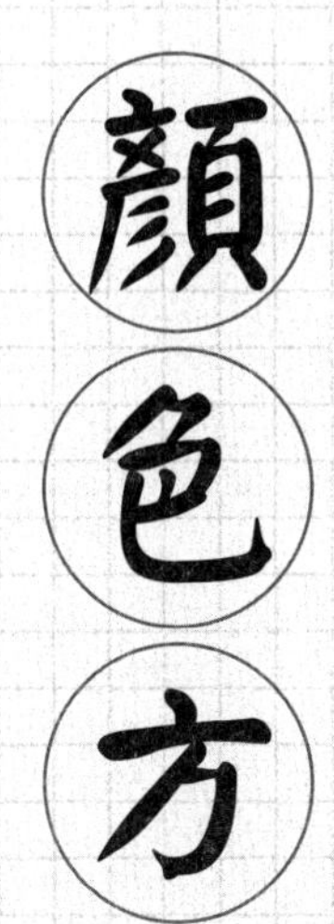

就顏色方面而言，中醫有五色對五臟之說：色青入肝，色赤入心，色黃入脾，色白入肺，以及色黑入腎。諸如此類，應用於臨床，神效無比也。

在傷寒方部分，有左青龍（有大小之別，用以解表發汗）、右白虎（解熱、退燒）、前朱雀（論中未指明是何方劑）、後真武（或稱玄武，有散寒利水之功，也有強心作用），中則指理中湯，作用在健運脾土，而土在五色屬黃。另有一說：東方青龍，西方白虎，南方朱雀，北方真（玄）武，中為脾土色黃。

宋朝小兒科聖手錢乙（仲陽）先生的《小兒藥證直訣》之學術思想接近仲景《傷寒論》，青有瀉青丸，赤有赤導散，黃有瀉黃散、益黃散，白有瀉白散。《傷寒論》《小兒藥證直訣》未提到有黑，不過在《小兒藥證直訣》中特別提到「歸腎變黑」，也就是說，早在近千年前老祖宗就已體察入微，若病變涉及腎者，其膚色望診即呈現黧色。

我們怎能不讚嘆老祖宗之細心！又怎能說中醫不科學呢？

瀉青丸

【藥材】龍腦、當歸、川芎、梔子、大黃、羌活、防風

【屬性】瀉劑（瀉肝）

【宜忌】龍腦、梔子、大黃性屬寒涼，易伐生發之氣，體質虛寒者少用

方名由來

出自錢乙先生的《小兒藥證直訣》。瀉青的青，指的就是肝膽系統。

功效作用

瀉青丸可以治療肝熱，肝主筋，所以會有搐弱，脈當然就是洪而有力的脈象。

組成有龍腦、當歸、川芎、梔子、大黃、羌活、防風，這些藥等份磨成粉，加用蜂蜜做成藥丸，製成後的藥丸大小就如雞頭實（芡實），還要加竹葉熬湯，跟砂糖用溫水把它化下。

不過這裡面有個需要訂正的地方，一般龍腦都把它寫成龍膽草，龍腦是結晶體，如果是龍膽草的話，就不是了。

名醫對治

肝火鬱熱等症狀，可以考慮使用瀉青丸。此方之所以著墨甚少，實因中藥成品，四味仍難入口，而研習小兒科專業者越來越少，無論從考試選兒科或臨床從事兒科者皆寥寥無幾，甚歉。

導赤散

【藥材】生地黃、木通、竹葉、甘草（也有用黃芩）

【屬性】瀉劑（瀉心火）

【宜忌】泌尿系統無熱象者少用

方名由來

出自《小兒藥證直訣》。

功效作用

導赤散裡面有作用在心臟、瀉心火的藥物，其中竹葉清上焦（胸腔以上）熱，地黃

（尤其生地黃）滋陰補水養血，所以能瀉心熱也。一般外感而引發排尿發生困難的話，就可以用導赤散。如果用了效果不是很理想，可以加上黃連，有黃連的處方都稱為瀉心，這個「心」指的是大腦，黃連入心是入中焦，黃芩入上焦，黃柏入下焦。導赤散裡面加了黃連，就叫做瀉心導赤散，我發現它的反應效果很不錯。

地黃、木通、竹葉、甘草，一起煎藥飯後溫服。

名醫對治

瀉青丸是治療肝熱，導赤散是治療心熱，要看睡眠的狀況如何。睡覺的時候如果口腔吐出來的氣是溫的，或者是有熱氣，或者是闔面睡（趴著睡），有時熱上竄咬牙，這些都是屬於心熱的症狀。也就是說，我們看到小寶寶口腔有熱氣、趴著睡、咬牙，就可以診斷是心熱證，胸腔也熱，想要說話有困難，不能充分表達；由於有心熱症，所以也喜歡找比較涼爽的地方待，比如竹席，臨床上甚至有小朋友喜歡睡在地板上。

益黃散、瀉黃散

【藥材】益黃散 陳皮、丁香、訶子、青皮、甘草

瀉黃散 防風、藿香、山梔、石膏、甘草

【屬性】益黃散係補劑（作用在腸胃，補氣），瀉黃散係瀉劑（作用腸胃，瀉脾熱）

【宜忌】益黃散體質屬燥熱者少用，瀉黃散體質內無熱者忌用

方名由來

黃有所謂的瀉黃散，還有益黃散，都出自《小兒藥證直訣》。對腸胃消化系統很有幫助。

功效作用

瀉黃散又名瀉脾散，青赤黃白黑分屬肝心脾肺腎，治療脾胃開竅在口唇。組成有唇形科植物藿香葉、山梔子、石膏、甘草、防風，把它磨成細粉，有的不用石膏，改用寒水石。瀉黃散是為脾胃鬱熱而設的，看到小寶寶舌頭會在口腔裡面一直攪動，那就是脾熱。山梔子、石膏是這個方的重點。藿香芳香快脾。甜的甘草並不是作用在實證，就像《傷寒論．陽明病篇》的承氣湯裡有個調胃承氣湯，它除了大黃、芒硝以外，另外就有甘草在駕馭著，所以基本上症狀最好是實火。

防風為什麼會用在這裡？有人考據用防風不宜，認為這個處方的用藥可能有點錯誤，基本上防風有升陽作用，「並散伏火」，病是火熱，哪有用升散的藥。不過有石膏、梔子大寒藥，可以制衡其外散也。

實證用瀉黃散，虛證用益黃散，這樣子區隔的話，就比較能夠做辨證，比較不容易產生誤用的狀況。

益黃散又名補脾散，治脾胃虛弱及脾疳，疳積在臨床上面頭、肚子會大大的，脖子、手腳細細瘦瘦的，因為脾主四肢。把它磨成粉，三歲的小嬰兒用一錢半，水半杯煎成三分，飯前吃。

這個方的藥味都能溫中行氣，脾臟虛寒、大便滑瀉者宜之，雖然叫做益黃散，其實不是補益脾胃之專藥。一般「腹部脹滿」「痞悶」者，利用行氣消脹的藥，小朋友的腹部就不會脹之似鼓。

名醫對治

因為藥廠目前並不生產相關方劑，故筆者多用甘露飲（代替瀉黃散）或五味異功散（代替益黃散）來取代。

白虎湯

【藥材】知母、石膏、甘草、粳米

【屬性】瀉劑（瀉火退燒）

【宜忌】沒有明顯內熱而有表證者禁用

方名由來

出自《傷寒論・陽明病篇》。包含少足陽明，分別對應於大腸和胃。

功效作用

這是仲景先生用來治療陽明經病所用的處方用藥。陽明病的腑病，可以用承氣湯類處理，經病的話就要用白虎湯、白虎加人參湯、竹葉石膏湯。

仲景先生的白虎湯有石膏、粳米，加人參叫做白虎加人參湯；白虎加人參湯去掉知母，再加上竹葉、半夏、麥門冬，就變成竹葉石膏湯。

名醫對治

白虎湯、白虎加人參湯原條文指出可治「煩渴」，就是口乾舌燥，某些糖尿病患者出現此症狀，用本方治療效果很好。

另外夏日中暑，在赤日長途跋涉出很多汗，未補充水份、營養或適度休息，或是過度勞動、操練、站立太久、流汗過多，就容易中暑休克，白虎加參湯可以強心退熱止汗，達到治療效果，因此夏日中暑可用白虎湯、白虎加參湯治療。

瀉白散

【藥材】桑白皮、地骨皮、粳米、甘草

【屬性】瀉劑（瀉肺熱）

【宜忌】藥性溫和，較少禁忌

方名由來

出自《小兒藥證直訣》。

功效作用

白還有瀉白散，這純粹是錢仲陽先生臨床的用方，跟仲景先生的白不一樣，在《藥證直訣》的瀉白散君藥是桑白皮，思考方向跟仲景先生的白虎湯有異曲同工之妙。白虎湯是瀉火之劑，瀉白散實際上也是瀉火之劑，不過是使用的藥味稍有一點不同而已。

瀉白散裡面的桑白皮就跟白虎湯的石膏、知母一樣，石膏、知母是寒藥，桑白皮也是。瀉白散跟白虎湯一樣只有四味藥，組成簡單又有效，所以不一定要用貴重的藥材。

我幾十年來所推崇、標榜的叫做簡單、方便、便宜、有效，也就是所謂的「簡便廉效」，可以節省很多的醫療資源，那些環境比較困窘的人也有可能得到幫助，動不動就開羚羊、犀角，這些的貴重藥品我覺得很不好，也不是推廣中國傳統醫學應該要走的路。何況我們發現很多人喜歡用貴重藥材，實際上不一定有很好的治療功效。

名醫對治

瀉白散又名瀉肺散，治療小兒肺盛，實際上就是肺熱的意思。呼吸比較急促，甚至有氣喘的現象，時而有嗽，以及因為肺部有發炎現象，以致肺葉阻塞而引起的上氣喘急者，就要用瀉白散。

桑白皮、地骨皮能夠瀉肺的鬱熱，潤肺之燥，以復其順降之常，不過只有「內熱上擾燥渴舌絳」，也就是舌質紅絳比較適合，如果外感寒邪，抑遏肺氣，鼻塞流涕，咳嗽不爽，就應該要疏外風，開闔肺閉者勿用此方，因為裡面有很多涼藥，桑白皮、地骨皮都是涼藥，清涼欲降，就會增加閉塞的狀況。

所以不要看藥都很平和，用得不妥的時候，往往就會產生不良反應。

百祥丸

【藥材】一味紅芽大戟

【屬性】瀉劑（瀉腎水）

【宜忌】藥性峻毒，慎用

方名由來

青赤黃白，那黑呢？錢仲陽先生在《小兒藥證直訣》裡並沒有用黑做為方劑的名稱，但有一味紅芽大戟叫做百祥丸。它可以作用在腎，我們前面說過「歸腎變黑」，尤其麻疹、痘疹等都是濾過性病毒，百祥丸就有排毒的作用。

功效作用

可以治療麻疹、痘疹發不出來，而出現在瘡疹的過程中，有個名詞叫做「倒靨」，也就是黑陷。黑陷的意思是毒很盛，如果是灰陷、白陷則意味著氣血不足，沒有辦法正常的讓麻疹、痘疹發出來。古代麻疹、痘疹發不出來，就叫做天花，所以這種灰陷、白陷就一定要用補氣補血的藥，有的甚至要用雞冠的血來補充血，有的用人參、黃耆這一類補氣的藥，讓灰陷、白陷發出來。

百祥丸是用紅芽大戟，不管多少把它陰乾，用洗米水或是煮飯米湯的水，讓它變軟了，去梗曬乾，再納入湯汁中，把湯汁煮到乾，磨成粉做成水丸，像小米那麼大，每次吃個一、二十顆，隨赤石脂麻湯吞下。因為它本身有大毒，所以吃了有的人會吐會拉，這個是因為熱毒，麻疹、痘疹事實上也是濾過性病毒，也就是說它可以治黑陷，把積存在體內的那些毒代謝出來。

所謂的歸腎就會變黑，老祖宗早在宋朝就已經深刻的了解，積存的濾過性病毒對痘疹、麻疹會產生很嚴重的影響，更清楚的掌握了一個疾病的發展：影響到腎臟功能時，在望診就會出現面色黧黑的見證。所有的腎臟病變都會出現黑色的膚色，幾乎沒有一個例外，因為腎功能障礙、腎衰竭病變的人，會產生嚴重貧血的現象。

一味大戟是大戟科植物，有瀉肺腎的功效，一味大戟所製作的藥材，不管是粉劑還是煎劑，最後都可以瀉腎水。

名醫對治

臨床上用一味大戟的研究，我個人沒有參與過，筆者最常用的是豬苓湯，因為所有腎功能障礙、尿毒的病人，基本上在臨床上面都會有貧血的現象，豬苓湯裡有阿膠，阿膠劑就有補血作用，這樣對腎功能症狀的穩定，我發現有相當程度的治療功效。

【第三篇】

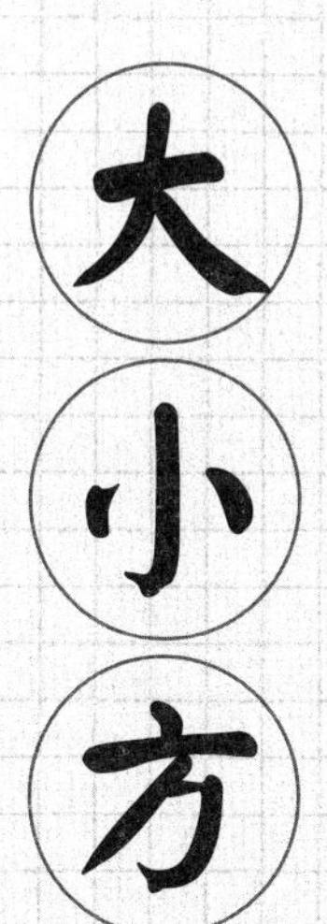

所謂的大小，往往是從劑量、組成藥味的多寡來考量：基本上組成藥味多、劑量比較重可以叫做大，組成藥味少、劑量比較輕、作用比較緩和的，我們可以叫做小。

可是卻也不能一概而論，例如小青龍湯、大青龍湯，如果要說藥味的多寡，小青龍湯有八味藥，大青龍湯只有七味藥，小青龍就是大囉；同樣的，大建中的組成藥味比較少，小建中的組成藥味反而比較多。如果就大小建中湯來討論，大建中稱為大，是作用比較強烈一點，因為裡面有蜀椒，臨床作用比較強烈。

《黃帝內經》有所謂的七方：大、小、奇、偶、複、緩、急，甲方加乙方、甲方加乙方加丙方，甚至甲方加乙方加丙方加丁方等，只要兩個方複合在一起的就叫做複方；當然單一味桔梗再加甘草也叫做複方，即使它的組成藥味僅僅兩味。

緩方和急方，緩的意思就是醫療效果及治療的功效比較緩慢，小建中湯如此，甘草湯也是如此，甘麥大棗湯、炙甘草湯依然如此。急方的意思就是治療效果比較快，或是治療的對象病變來勢洶洶，選擇治療方劑的時候就必須用急方做對應。

就緩急而言，大承氣是急方，小承氣、調胃承氣是緩方。如果拿大陷胸湯與小陷胸湯對比，小陷胸湯黃連、半夏、瓜蔞這些藥都比較緩和，組成的藥味也比較少，藥的作用就不像大陷胸湯有甘遂、大黃這一類作用比較峻烈的療效。

在整個醫學史上，只有仲景先生按照《內經》七方的分類給予命名，我覺得這是研究中醫方劑學必須深入了解的地方。我們在仲景方裡面幾乎都可以找到名稱為大小的處方：小柴胡湯、大柴胡湯，小承氣湯、大承氣湯，小陷胸湯、大陷胸湯，小建中湯、大建中湯。

為方便說明起見，有些方劑我們會大、小分開談，有些則大小合論。

大承氣湯、小承氣湯

【藥材】大承氣湯 大黃、厚朴、枳實、芒硝

小承氣湯 大黃、厚朴、枳實

【屬性】均為瀉劑（瀉脾胃，著重在胃特別是有便祕問題）

【宜忌】腸胃滑脫易泄瀉者忌用

方名由來

皆出自《傷寒論・陽明病篇》。

功效作用

民國初年有一位很有名的大師叫做曹穎甫，亦名曹家達、曹拙盧，字號很多。他一輩子最喜歡用、最常用的一個處方，就是承氣湯，時間久了大家都稱他曹承氣。

有一位羅明宇醫師，台大生物研究所畢業，考取了中醫特考，然後念完中國醫藥大學碩士，再到北京中醫藥大學修博士，他的博士論文主題就在討論曹承氣、曹一帖、曹穎甫這位近代中醫學的大師，親自走訪他的家鄉江蘇江陰，深入了解這位曹大師治學的過程，跟臨床喜歡、擅用的方劑。

曹穎甫著有《經方實驗錄》，是非常值得做臨床的人參考的，他是研究仲景醫學的一位近代大家，把《傷寒》和《金匱》合編在一起叫做《傷寒發微．金匱發微》。這本《經方實驗錄》，編輯的是曹大師的學生姜佐景大師，總算後代有人花時間去深入的研究探討，這是值得我們安慰的地方。

言歸正傳，《傷寒論．陽明病篇》談到了陽明病，有分經病、腑病。所謂的經病就是身熱、煩渴、目痛、鼻乾不得眠、不惡寒反惡熱，用像葛根湯這一類的方劑來治療。

陽明腑病則是「譫語潮熱腹滿痛」，譫語、大便硬，潮熱像海水漲退一樣，白天漲潮，黃昏退潮，或者倒過來，潮水的漲退，就等於發燒溫度升高又退掉；「手足腋下濈然汗出」，手腳胳肢窩下會一直冒汗，也是屬於一個發汗的管道，都是屬於陽明腑病。在陽明腑病裡面就推出了大承氣湯、小承氣湯。

到了〈少陽病篇〉，有大柴胡湯、小柴胡湯。大柴胡有大黃在裡面，比較會有明顯的瀉泄；小柴胡湯因為有人參、甘草，對正氣虛的人比較合適。所謂實證對於正氣比較壯實的人，用大柴胡湯的反應效果，基本上不會造成非常嚴重的瀉泄狀況，這是我們在臨床上值得做為參考的。如果還是擔心會引起強烈腹瀉現象，不妨在方劑裡加一點緩解的藥物像甘草，這樣子引發嚴重腹瀉的機率就小得多。

肺跟大腸相表裡，大腸虛寒會出現腹痛，即便沒有病，讀者自己也能夠體驗，喝水的時候腸子會發出嘰哩咕嚕聲，那叫做「腸鳴」，腸子每分鐘至少有兩到三次的蠕動，如果充滿水分，不發出嘰哩咕嚕的聲音也很難了。

既然大腸有虛寒證就有實熱證，大腸的實熱證是便祕，代謝的廢物不能夠正常的代謝出來，肚子就痛，不喜歡人家碰到他，或者是大便不成形、臭穢，穢就是髒的意思，味道不好聞，或是下痢便膿血，或者有赤痢、白痢混雜在糞便裡，赤痢肯定是大便有血，白痢要考量有沒有黃疸指數異常的現象。

大承氣湯是本著通因通用的方式，來把積存在腸管理的細菌病毒驅除體外。現在很多醫者一聽到拉肚子就用止瀉的收澀劑，那不叫正本清源的方法，它會到隔天大便反而解不出來，腹脹得更難過，比腹瀉拉肚子更痛苦。所以我們提供給廣大的社會大眾、讀者群一個寶貴的經驗做參考。

大承氣有大黃、芒硝、枳實、厚朴四味藥，而且厚朴的劑量用到半斤；大承氣去掉芒硝保留三味藥就叫做小承氣。大、小承氣湯的劑量是有不同的，大承氣的大黃、小承氣的大黃同樣都是四兩，可是厚朴跟枳實的劑量就比較輕，大承氣枳實五枚，小承氣枳實三枚，大承氣的厚朴用到八兩，小承氣用二兩，不過承氣湯系列裡面大黃的劑量始終不變。調胃承氣大黃的劑量還是四兩，差別在於小承氣大黃用酒洗，調胃承氣大黃用酒浸，酒洗酒精滲透到大黃的含量會比較少，浸泡的酒精的含量就會比較多，酒本身是大熱的，滲透到大黃裡面，也就是大黃裡面大苦大寒的屬性改變得會多一點。

曹穎甫由於擅用承氣湯，所以大家都叫他曹承氣，又因為他用承氣湯已經到了爐火純青的地步，而且是只要用承氣湯就一定很靈光，幾乎一帖就見效，所以後代的人又稱他曹一帖，一帖就可以藥到病除的意思。

名醫對治

小承氣湯裡面沒有芒硝，而調胃承氣湯裡面有芒硝，這是由於調胃承氣有甘草在緩和大黃、芒硝比較強烈的藥效作用。我個人為了慎重起見，很少開大承氣，小承氣偶爾會接觸到，最常用的則是調胃承氣湯，因為有了甘草的制衡，藥效作用就不會很強烈，所以三個承氣湯可以做個很好的臨床比對。

腸炎會產生虛脫、脫水的現象，嚴重的甚至還會脫肛，即所謂的「久利滑脫」，肛門下墜不能收縮，我們可以考慮四五六七，也可以用胃苓湯，加肉豆蔻、補骨脂，也就是像四神丸一樣的處方用藥，燥濕的藥、健運脾胃的藥，如白朮、蒼朮、山藥、薏苡仁，都是功效卓著的一些處方用藥。

不過在《傷寒論・陽明病篇》提到，如果已經出現腸炎，像「自利純清水」「心下痛」，就要用大承氣湯。我們在很多場合都再三強調，既然拉得很厲害，表示腸子裡的細菌病毒在感染繁殖，而且是呈現幾何級數的繁殖，只要把腸管的細菌病毒清除乾淨，自然這些症狀就可以獲得改善。就像臭水溝如果不通，就會產生孑孓、蚊蟲，一旦用大量的水清除水溝裡的污穢，肯定就不會滋生病媒蚊。

大青龍湯

【藥材】麻黃、杏仁、桂枝、甘草、石膏、生薑、大棗

【屬性】宣劑（治感冒，偏向內熱引起的煩躁）

【宜忌】無內熱煩躁者少用

方名由來

出自《傷寒論・太陽病篇》。

功效作用

大青龍湯有石膏，所以基本上它是寒熱夾雜的，應該說大青龍湯裡面有一些熱證而

引起的煩躁，所以仲景先生才會在其中加了石膏劑，對一般外感所引發的熱證是非常靈光的。

大青龍湯裡的石膏可以清熱除煩，尤其是所謂的煩躁。在臨床上發熱惡寒，寒熱的病邪都很重，脈浮緊，全身肌肉會痠痛，汗出不來，就會造成無汗出煩躁的現象，現在流行性感冒、急性肺炎，麻疹跟其他熱性病，眼睛的結膜炎角膜炎，大青龍湯都有療效。由於它有緩解熱象的作用，對於因為感冒馬上就演變成急性腎盂腎炎、急性腳水腫、急性關節炎，都可以用這個方子做治療。

名醫對治

有一位中醫同道用了小青龍湯後說，不但效果良好，小朋友也都能接受小青龍湯、大青龍湯的味道。大青龍湯有麻黃、石膏、生薑、杏仁、大棗、桂枝、甘草，其中桂枝、甘草、大棗、生薑是桂枝湯的原方，只是沒有芍藥，杏仁、麻黃、甘草、石膏是麻杏甘石湯，所以實際上這就是麻桂變化出來的處方，寒溫都適合。

有一位小兒科醫生特別在公開演講時表示他最感謝的就是張機張仲景先生，因為他創了大青龍湯，讓他對小兒科的感冒、發燒有了最佳的利器，他說真是無往不利，只要小朋友有了外感、發燒、咳嗽，用了大青龍湯以後，所有症狀都迎刃而解。所以我們也在這邊提供給社會大眾參考。

小青龍湯

【藥材】麻黃、桂枝、白芍、甘草、乾薑、細辛、半夏、五味子

【屬性】宣劑（治感冒，鼻流清涕者）

【宜忌】方中組成八味藥中，只有白芍、五味子不是清熱藥，所以寒性體質者少用

方名由來

出自《傷寒論．太陽病篇》。

功效作用

可以治療風寒外感，尤其是有水飲。前面講過稀稀白白呈泡沫狀的，叫做「飲」，

黃黃濃濃稠稠黏黏的，叫做「痰」，如果有痰飲而且病者告知又有畏寒的現象，肯定是有外感，如果能夠正常出汗，就可以把寒邪帶出來，惡寒的感覺自然獲得改善。因為痰飲會咳、喘，所以不能平躺，身體會全身痠痛，頭也會痛，還會出現浮腫現象，事實上那是因為水飲積聚造成的現象。所以急性的支氣管炎、慢性的支氣管炎在發作階段，都會喘。

小青龍湯，麻黃、桂枝、芍藥、甘草、乾薑、五味子、半夏、細辛共八味藥，這個方子主要是有麻桂解表的作用，另外乾薑、甘草事實上就是四逆湯的三分之二加一味附子，就變成四逆湯；也是理中湯的二分之一，加上白朮、人參、甘草、乾薑，就變成理中湯；桂枝、芍藥、甘草，如果加了生薑、大棗就變成桂枝湯。

名醫對治

我個人用小青龍湯的機會比起用大青龍湯還要多。不要小看這個方子，它有麻黃、桂枝能夠解表，可以散寒，麻黃桂枝都是熱藥，可以溫肺化飲。乾薑跟五味子是很好的止咳藥，溫肺化飲、止咳平喘，因為氣管受到風邪、寒邪聚集了痰飲，它可以把痰飲清除掉，喘的現象就會獲得改善。支氣管哮喘、過敏性鼻炎、腎臟發炎，在初期階段會出現浮腫的狀況，肺氣腫、肺炎性的心臟病，乾薑都有療效。

有一位中醫同道說，當我還沒有跟一般社會大眾介紹小青龍湯治療外感所引發的症狀時，他大部分都在用參蘇飲、杏蘇飲、芎蘇飲，尤其是參蘇飲每一味藥都是很溫和，沒有劇烈藥效作用的藥物，頭痛就用參蘇飲變成的芎蘇飲，如果有腸胃系統的一些症狀，我們有杏蘇飲。一般感冒最平妥平和的處方用藥就是參蘇飲，但自從我跟大家介紹用小青龍湯治療心下有水氣，確定對這種痰飲分泌有很好的治療功效後，他就改用小青龍湯了。

所以我們的仲景方，組成藥味非常簡單，小青龍湯八味藥，大青龍湯七味藥，都是很實用的方劑。

大柴胡湯、小柴胡湯

【藥材】大柴胡湯 柴胡、黃芩、半夏、枳實、大黃、芍藥、生薑、大棗

小柴胡湯 柴胡、黃芩、人參、半夏、甘草、生薑、大棗

【屬性】大柴胡湯係瀉劑（通用於實證），小柴胡湯係補劑（適用於虛證）

【宜忌】大柴胡湯：容易腹瀉者忌用；小柴胡湯：藥性溫和，較少禁忌

方名由來

出自《傷寒論·少陽病篇》。包含手足少陽，作用於三焦和膽經。

功效作用

小柴胡一共七味藥，去掉人參、甘草，再加枳實、芍藥、大黃就變成大柴胡湯八味藥了。〈少陽病篇〉中說，實證用大柴胡，虛證用小柴胡。在臨床上有很多醫者喜歡也擅用柴胡系列的處方，有位陳平伯先生一輩子就用小柴胡湯這一方，據稱從小柴胡湯變出二千多個方子，因此後代尊稱他為「陳柴胡」。

名醫對治

在日本漢方醫家的臨床觀念裡，大部分會配合臨床腹診。所謂「腹診」，就是按壓腹腔，一般從我們的劍突——就是第七肋骨與胸骨相接的位置——按壓，如果發現有一些彈性，就比較適應大柴胡湯，因為裡面的芍藥有抗痙攣的功效。

有的醫師臨床上喜歡用大、小柴胡湯，是因為現代人常常會有飲食方面的問題，導致心下——也就是劍突下來的肋間——發生脹悶的情況，由於少陽主氣，管三焦氣分，所以悶悶脹脹跟膽汁分泌有很大的關係，用大柴胡以後，發現效果非常不錯。

大陷胸湯、小陷胸湯

【藥材】
（大陷胸湯）大黃、芒硝、甘遂
（小陷胸湯）黃連、半夏、瓜蔞實

【屬性】均為瀉劑（大陷胸湯瀉肺水；小陷胸湯化痰飲）

【宜忌】大陷胸湯：體虛瘦弱者忌用；小陷胸湯：藥性溫和，較少禁忌

方名由來

出自《傷寒論・太陽病篇》。

功效作用

用煎煮的叫做大陷胸湯，做成藥丸的就叫做大陷胸丸。大陷胸湯裡面有大黃、芒硝、甘遂，大陷胸丸則有大黃、葶藶子、芒硝、杏仁、甘遂，組成藥味大部分是針對呼吸系統的用藥。我們覺得老祖宗非常了不起，不管是《黃帝內經》時代或是《傷寒論》的時代，就已發現肺的病變會引發大腸的病變，大腸的病變也會引發肺呼吸系統的病變。《內經》告訴我們肺與大腸相表裡，如果大腸出現便祕症狀，我們有葶藶子跟杏仁作用在呼吸系統，還有大黃、芒硝直接作用在大腸。

大黃是大苦大寒的藥物，大苦大寒的藥物都一定有瀉熱的作用。芒硝本身是鹹寒的，有軟化大便的作用。杏仁在藥物學裡面提到，可以作用手太陰肺經的氣分，有降逆氣的功效。十字花科的葶藶子和大戟科的甘遂，都有瀉水、行水的功效。

名醫對治

大陷胸湯中的甘遂是比較強烈的，因為它有十棗湯的組成藥味在裡面，除了藥味劑量比較重以外，藥效作用也比較強烈，治療的效果當然也就較為明顯。一般人如果胸口有痰飲，影響到呼吸甚至心臟血管，都會引發一些變症，這種有所謂痰飲的症狀，常用大陷胸湯。因為外感病而導致出現臨床上有非常棘手、不好處理的症狀時，也會用大陷胸湯。

大陷胸湯有的時候還拿來治療肋膜炎，我記得有一個礦工住在瑞芳，大家都知道，在礦坑裡環境很糟，很多的落塵都經由呼吸存在肺葉裡，阻礙肺葉的功能，引發氣喘，我們臨床上看過非常多病例，幾乎每個星期都有。很多人都借助放射線和化療的方式來治療，我卻覺得那種方式除了破壞還是破壞，對人體沒有一點建設性。到我們這裡來之後，用了大陷胸丸，包括肺呼吸系統的病變、大腸消化系統的病變，都能夠收到很理想的作用。

小陷胸湯的作用相對和緩多了，裡面有黃連、半夏、栝蔞實。黃連本身有緩解熱象的功效。半夏是天南星科植物，有散結的效果，胸腔因為痰還有因為外感的熱象，凝聚在呼吸管道，半夏可以將痰飲清除掉。栝蔞是葫蘆科植物，所有的葫蘆科包括冬瓜、小黃瓜、絲瓜等，都有利尿的作用。黃連、半夏、栝蔞加起來，就有潤滑跟清除呼吸管道痰飲分泌的作用。

大建中湯、小建中湯

【藥材】大建中湯 蜀椒、乾薑、人參、飴糖（麥芽糖）

小建中湯 桂枝、白芍、甘草、生薑、大棗、飴糖（麥芽糖）

【屬性】都是補劑（益氣補中）

【宜忌】因為方中有飴糖，故平日嗜酒（酒客不喜甘）、腹脹者少用

方名由來

在《傷寒論》裡沒有大建中湯，它是出現在《金匱要略·腹滿寒疝宿食篇》裡。在傷寒方裡，小建中湯早先出現在〈太陽病中篇〉，《金匱》中出現的次數更頻繁，尤其主要出現在〈虛勞篇〉裡，肯定對一般所稱的虛勞的恢復有很好的重建作用。

功效作用

大建中可以治療心胸中大寒痛，嘔不能飲食，腹中寒氣上衝皮起，「出見有頭足，上下痛而不可觸近者」，意思是該腹中氣脹起來像有頭有腳的感覺，上下痛得連摸都摸不得。

大建中湯裡面有強壯劑麥芽糖，又因為是腸胃系統消化功能比較差，所以藉助蜀椒這種溫熱的藥物增進消化機能，而達到恢復的功效。蜀椒雖然有麥芽糖在駕馭，但總是比小建中湯的口感略遜一籌，所以小建中湯在臨床使用的機率會比較高，這是我三十多年的臨床觀察得到的結論。

小建中湯出現在《傷寒論・太陽病篇》裡提到所謂的心悸而煩的狀況時，在《金匱要略》則出現在好幾個地方：一方面是強壯劑，另外在婦科裡說「婦人腹中絞痛，小建中湯主之」。小建中湯雖然屬於比較溫性的處方，性屬虛寒的芍藥卻重用到六兩。

大建中湯組成藥味比小建中湯來得少，之所以稱「大」，是因為裡面有一味蜀椒。

蜀是四川，所以蜀椒又叫做川椒，一般做為調味滷包，所以又稱為花椒。一般都把花椒子做為利尿的一味藥，這個藥叫做椒目，能走水道不能走穀道，水道指的就是泌尿道。蜀椒性味屬溫熱，所以對體質虛寒的病者，適應範圍就比較廣泛。

建中湯是從桂枝湯發展出來的一個處方。桂枝湯五味藥：桂枝三兩、芍藥三兩、甘草二兩、生薑三兩、紅棗十二枚；如果芍藥加一倍成為六兩，就變成桂枝加芍藥湯；如果桂枝加芍藥湯再加一味麥芽糖，就變成小建中湯。裡面多了麥芽糖的小建中湯，就從解表之劑變成強壯劑，因為麥芽糖本身就是營養價值非常高的一味藥，而且口感非常不錯。

有一位陳姓學員，家裡有個三歲左右的小朋友，竟然迷上了小建中湯這麼個處方，常常對陳姓學員說「姑姑我要吃台灣咖啡」。麥芽糖經過加熱加工後，口感真的就像咖啡豆炒熟了，這位小朋友說它要吃台灣咖啡的道理就在這裡。我在很多場合發現，許多聽眾或讀者，對小建中的評價都大有好感。

名醫對治

冬季如果出現手腳冰冷的情況，大建中是可以考量的。跟當歸四逆湯不太一樣，大建中湯有高營養價值的材料麥芽糖，有人參、乾薑，事實上就像所謂的附子理中湯、四逆湯這類冬天可以派上用場的高熱量方藥。

小建中湯更是妙用無窮，除了強壯劑麥芽糖，桂枝加麥芽糖又能夠「溫中補虛」「和裡緩急」，包括肚子痛都能治。緩急的急就是痙攣的意思，有了麥芽糖、甘草、大棗，這些都是甜的，甘能緩，這是在藥性總義裡面特別強調的。

日本的漢方醫家像湯本求真，在他所著的《皇漢醫學》這本書中還特別提到小建中湯又叫「去杖湯」，意思就是說你本來走路要用枴杖的，用小建中湯去修復，讓組織漸漸強壯，竟然就可以丟掉枴杖走路了。現代人平常很少運動，一旦爬山健行走了比較遠的路，第二天小腿肚就會繃得緊緊的，用了小建中湯以後，腳的無力感、小腿肚痙攣的現象，就會因此獲得緩解。

現代人發生交通事故加上天然災害，出現筋骨方面病變的人數越來越多，老祖宗說「動骨傷筋一百天」，最保守要三個月以上的時間，才能讓這些傷慢慢修護起來，很是麻煩，更嚴重的還有骨癌病變，這時候就需要小建中湯了。

小建中湯我個人常用在骨癌病患身上。台中有個小學五年級的陳姓小女生，台北某大醫院檢查出罹患右側鎖骨癌。小小年紀就被確診為鎖骨癌，據說一家四口人抱在一起痛哭流涕，之後透過人家的介紹，來我們這裡治療，不到四個月的時間，原先診斷出鎖骨癌的那家醫院，告訴她所有的癌細胞都不見了。

大小處方的介紹我們就談到這裡。接下來是本書的重頭戲：五行系統方。

【第四篇】

五行系統方

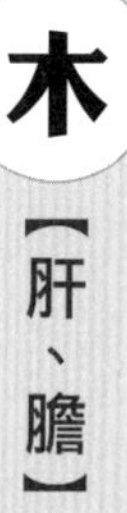

木【肝、膽】

在傳統醫學的領域中，無論從診斷或是內科的處方用藥來看，都具有相當深邃的思辨方向。中醫被批評為不科學，與五行學說不無關聯，你可以不承認五行學說，但在臨床上卻具有相當實用價值。像前面提到「歸腎變黑」，所有腎病症候群患者幾乎沒有一個例外。

正因為五行理論對中醫而言相當重要，本篇我們特別再細分五章分述之。

五行歸屬五臟的理論，早在《黃帝內經》時代即已形成，像經絡學說一樣，大拇指屬手太陰肺經，食指屬手陽明大腸經，中指屬手厥陰心包經，無名指屬手少陽三焦經，小指屬手少陰心經。肝膽屬木，小柴胡湯、逍遙散；心、小腸屬火，生脈飲、四逆散；脾胃屬土，理中湯、四君子湯；肺、大腸屬金，麻杏石甘湯、瀉白散；腎、膀胱屬水，豬苓湯、腎氣丸。至於為何如此歸屬，可能是從不斷的臨床觀察所獲得的結論。

本章先談「木」的部分。

加味逍遙散

【藥材】當歸、茯苓、梔子、薄荷、芍藥、柴胡、甘草、白朮、牡丹皮、薑

【屬性】補劑（清肝理脾解鬱）

【宜忌】藥性溫和，較少禁忌

方名由來

出自《太平惠民和劑局方》。

功效作用

肝病有太多的處方，我們先舉出代表性方劑逍遙散、加味逍遙散，提供各位讀者參

考。加味逍遙散是在逍遙散的基礎上加兩味比較具有消炎、解毒的藥物，牡丹皮有「瀉血中伏火」的功效；梔子在《本草備要》裡面特別交代，可以讓尿尿屈曲從小便排出，這是老祖宗的觀察體會，因為泌尿道管線較長，如果體溫有偏高的現象，身體有發炎病毒的感染，梔子的消炎利尿作用，可以讓體內的熱或炎症透過泌尿道代謝出體外。

名醫對治

我碰過一個以針灸治病的中醫師，不知基於什麼理論告訴病家寒涼藥都不要吃。我們不否認扎針有扎針的功效，可是依然還是需要建立在辨證論治的基礎上，選擇適當的方劑藥物，才能夠對症治療。我在這裡要鄭重呼籲，不是本業熟悉的專長，盡量不要信口雌黃，誤導病者，否則病者認為用這些寒涼藥會有什麼樣的副作用，反而產生更不良的影響。

在介紹一貫煎時我們就說過了，它本身有治療肝血不足的當歸、地黃可以用來補肝血，有沙參、麥門冬養肺陰，有枸杞補肝腎，最後有川楝子疏肝氣。一般方劑裡面拿逍遙散、加味逍遙散來補肝血，逍遙散有當歸、芍藥，當歸是陽藥，芍藥的作用雖然跟地黃一樣是陰藥，但是當歸、芍藥比較偏向補肝血的作用，芍藥斂肝陰，有收澀的作用，讓體力的消耗不要過於嚴重。茯苓有淡滲利水的功效，白朮屬於燥濕的藥，健運脾胃，我們的四君子湯、五味異功散、六君子湯、七味白朮散，裡面就有白朮可以燥濕的藥，讓水份不要積在體腔裡面，這樣一來脾胃健運了，消化吸收的功能好了，濕代謝出去，營養吸收正常的話，肝的功能就能夠逐漸改善。

相關方劑

在張仲景的《金匱要略》中，開宗明義的第一章說「見肝之病不治肝病，必先實脾」，所以見到肝病，不是頭痛醫頭、腳痛醫腳的治法，一般我們稱它叫做隔一、隔二、隔三的治法，意思就是未雨綢繆，只是沒有人參而已，參、朮、苓、草就是四君子湯，再加薑、薄荷，加薑有健胃的功效，一般小柴胡湯有七味藥，之中就有生薑、半夏兩味藥可以健運脾胃而止嘔。

值得注意的是一般在課堂上，教授方劑學或是內科學的老師，幾乎沒有人提過逍遙散為什麼會用到薄荷這一味藥，而且薄荷在治療外感和肝膽病時的煎煮方式是不一樣的，所有含精油類的藥物一定要後下，因為如果煮太久，精油就全部揮發掉了，所以治療肝病的時候薄荷就要久煮，意思就是其他的藥煮四十分鐘，薄荷也依然要煮四十分鐘，才能對肝充分產生治療作用；但如果是治外感症，把薄荷、荊芥這一類含有精油類成分的藥物丟在藥罐裡同時煮的話，該掌握的有效成分可能因而完全消失，那就失去藥煎煮的意義了。

龍膽瀉肝湯

【藥材】龍膽草、梔子、黃芩、柴胡、生地黃、澤瀉、當歸、車前子、木通、甘草

【屬性】瀉劑（瀉肝火，特別是肝經實熱、肝經濕熱）

【宜忌】若非實證如急性肝炎者禁用，等症狀緩和後即需停藥

方名由來

一說出自《醫方集解》，並不確定。

功效作用

方劑學對應的是臨床的見證，我們叫做辨證論治，首先要確定它是什麼證。有些人

說他肝火很旺，肝火旺有很多臨床症狀譬如眼睛會紅，包括充血，甚至會腫、痛，肝是開竅於眼睛的，一旦肝火旺，眼睛就充血，像這種狀況我們可以考慮龍膽瀉肝湯。

龍膽瀉肝湯裡面有很多寒涼的藥，但是由於這些藥物很苦，所以我個人比較不喜歡用這個處方。

另外肝火旺還會心中煩熱，很愛發脾氣，睡眠不好，口苦咽乾，小便黃赤，基本上我們用藥很少用單一個處方，有人主張要專病專用，實務上用一個處方來對應一個症狀往往不夠周延。

名醫對治

基本上龍膽瀉肝湯就是小柴胡湯的變方，中醫沒有高血壓的名詞，早期針對血壓偏高我們叫做「肝陽上亢」，所以頭、眼睛會暈眩，那就是頭重腳輕，臉紅紅的，尤其顴骨的地方。

因為肝本身就很愛生氣，所以肝火旺會面赤易怒，手指麻木，兩肋——就是期門、章門的地方——會出現肋脅脹痛，一般肝陽上亢，龍膽瀉肝湯可以用，鉤藤飲也是可以考量的，另外還有四逆散，四逆散基本上也是小柴胡湯的變方，如果頭痛，我們可以加些針對頭痛的藥，荊芥、川芎、鉤藤、細辛、白芷、石膏，這些對肝陽上亢都是很合拍的藥物。

火【心、小腸】

心和小腸在五行學說中都歸屬於火的範圍，因為「心與小腸相表裡」。一般火可以分成君火（即心火，因為「心為君主之官」）與相火。除命門相火，還有肝、膽、三焦之火皆屬相火；君火是發號司令者，也就是最高指揮中心。

人無火（就是指能量的燃燒）是無法生存的，因為人體溫度從出生到生命結束都維持在三十六度半左右，就是靠能量（或熱量）的燃燒。明末大醫柯琴（韻伯）先生稱相火為「遊部」（分布全身），一旦熱能燃燒失調，體溫下降到三十五度，皮膚發紺（血氧降低所造成，指端發青發紫的狀況），就有可能休克而結束生命。

天王補心丹

【藥材】天冬、人參、茯苓、玄參、丹參、遠志、桔梗、當歸、五味子、麥冬、生地、柏子仁、酸棗仁

【屬性】補劑（補心安神）

【宜忌】方中有些藥較黏膩，腸胃痞悶者少用

方名由來

出自《攝生祕剖》，是明末儒醫洪基（洪九有）先生所編撰，融合諸子百家養生思想的專著。

功效作用

心臟的動力不夠，尿尿就會不順暢，不管是膀胱或者是泌尿系統，「膀胱者州都之官，津液藏焉，氣化則能出矣」，一般在臨床上，確定如果是小便不利，往往用強心劑尿就會比較順暢，因為動力夠了。

我記得從我有知之年開始，我老爹就常跟病家推廣吃天王補心丹。有個聽過我的課的藥師，姊姊等待換心等了很長一段時間，他就自己弄天王補心丹給姊姊吃，吃了以後產生一種副作用：小便不利，因為它裡面有很多黏膩的藥，其一是二地：生地、熟地，內含多醣體的成分，另外是二冬：天門冬、麥門冬；三參裡面的元參比較黏膩，丹參、人參還好；柏子仁、酸棗仁雖然不是很黏膩，凡仁皆潤，也算不太好消化。

名醫對治

先父從事醫療工作四十多年，我最常聽到的一本醫書是明代龔廷賢的《萬病回春方

》，最常聽到的醫家是明末清初的葉天士，最常用的補心方就是這劑天王補心丹。早期鄉下地區經濟環境較差，又要靠勞力維生，尤其是女性，生育子女多，最耗血液，心臟疾患者也多，老爹常用此方強心補血，安神助眠，建立良好口碑。

相關方劑

我個人平常比較少用天王補心丹做為強心劑，而比較常用生脈飲。有趣的是，醫者從事醫療工作看病是天職，所以不管遭遇什麼棘手的危急重症，還是要義不容辭的救病患，古代從事醫療工作的人當不曉得要用什麼做為處方時，為了萬全之計，就開生脈飲，一旦出了狀況病家也會體諒，以為生脈飲都開了，還不能夠挽救性命，就會認為是天年所限，沒有什麼怨言，到最後反而變成醫者推卸責任的一種藉口。

我個人認為除了生脈飲以外還有很多強心藥，五加科的人參、川七，唇形科的丹參都是；此外，遠志本身有皂素，心臟有梗塞的現象可以溶解掉，所以我們常會使用。這些年來我個人最常用的也最喜歡用的，就是一味荷葉，因為從蓮藕的功效來思考，可以將血管不通的打通，血管破裂的甚至還有修護的功能。蓮藕和荷葉現在都已經有了濃縮的科學中藥，我確定對造福人群有很大的幫助。

如果是寒證體質，我們可以用四逆湯，因為四逆湯三味藥，全部都是溫熱性的藥，甘草是君藥，附子跟乾薑則是大熱的藥，也就是說可以燃燒熱能產生能量，讓心臟持續慢慢的恢復功能。所以虛寒性體質我們用四逆湯，比較熱性的體質就藉助生脈飲裡的麥門冬。

生脈飲還可以結合其他不同的醫藥，讓人類的疾病得到緩解，進而痊癒，我覺得很值得推薦，因此在心臟血管這部分，給讀者做個推薦介紹，如果讀者因此能對傳統醫學發生興趣，也是造福人群的好事。

孔聖枕中丹

【藥材】龜板、龍骨、遠志、石菖蒲

【屬性】濇劑（增強記憶力）

【宜忌】大便滯下者少用

方名由來

出自孫思邈先生的《備急千金要方》。

唐朝的孫思邈先生，除了著有全世界第一本討論眼科的專書《銀海精微》，還有兩本重要著作《千金藥方》和《千金翼方》。之所以名為「千金」，是緣於人命至重貴如千金。讀者如果曾經看過我們出版的書，裡面就引述了很多千金方的資料，包括養生保健，包括製作補養的藥酒等等。

功效作用

大腦的細胞如果活化，思考就會很敏捷，記憶力就會增強，所以考生適合吃菖蒲、遠志，保證記憶力增強。孔聖枕中丹的「孔聖」指的是孔老夫子，其中就有葛蒲、遠志，保證靈光，因為它能通竅，遠志更含有皂素成分，可以把腦血管栓塞的部分融解掉，人之所以會痴呆，就是腦血管的血液循環比較緩慢，腦細胞含氧不夠，所以要刺激，讓腦細胞活化。

遠志、石菖蒲都有是具有通竅功效的藥物。

名醫對治

曾經有一家藥廠不惜成本，實際做了臨床調查，讓接受觀察實驗的對象吃下實驗的孔聖枕中丹以觀察治療的效果，發現確實有不錯的療效。

讀書記不起來怎麼辦呢？我常常建議年輕人也好，年紀大的人也好，吃了孔聖枕中丹以後是可以顯現效果的。尤其是那些國三升高中、高三升大學的考生，為準備升學考試日以繼夜，焚膏繼晷，不眠不休，備極辛勞。我們用此方加補氣的人參，補血的當歸、雞血藤，化瘀的丹參、荷葉，發現成績可以高出三、五十分，考中理想學校或科系。

木防己湯

【藥材】木防己、石膏、桂枝、人參

【屬性】補劑（強心）、瀉劑（瀉水）

【宜忌】內無熱象者少用

方名由來

出自《金匱要略·痰飲篇》。

功效作用

中醫講心，實際上並不只是解剖學看到的心臟，我們從熱性病、傳染病一些文獻來看，常常講的心就是指大腦而言，當然也有涉及實質心臟的心。

心也有熱證，胸口會有灼熱感，所表現的症狀就會出現口渴，尿尿顏色比較紅，排尿常會不順暢，這就是所謂的「心熱證」，因為心與小腸互為表裡，就時間而言，它是在中午十一點到一點，一點到三點是小腸的時間，這兩段時間太陽的輻射熱格外厲害，會破壞皮下的血管，導致皮下血管的血液滲透到泌尿系統，出現血尿的症狀，進而導致皮膚癌、膀胱尿道等病變。

一般病者我們都會建議，盡可能不要在午、未時外出活動，即便要進行各項活動，也要用帽子、陽傘阻隔太陽光強烈的紫外線。目前也已經證實喜歡染髮的男士、女士，更加容易引起膀胱癌，尤需特別小心。

除了心熱證還有心虛，可不是膽大心虛的心虛，這裡是指心臟的功能比較弱，所以臨床上就出現心悸的現象。一般心跳一分鐘七十二跳，我們曾經在義診的場合看到一個小學的柯老師最快跳到每分鐘二百零四下，他說那種感覺非常難過不舒服，感覺像心臟快要蹦出來一樣。

心虛證也會睡不好、冒汗，我們看過一個才十四個月大的小寶寶，心臟有缺損、瓣膜閉鎖不全，我提醒家長說，這種寶寶在夏天的時候肯定會冒汗冒得非常嚴重，汗液大量流失，體內的水份缺乏，一定會導致他的大便像羊屎一樣一粒一粒的。這就是我們所謂的心虛證，我個人最喜歡用木防己湯。

這個方子在《金匱要略》裡特別提到「虛者即愈，實者三日復發」，復發的話，就將這個方去掉石膏，然後加茯苓芒硝湯，即可產生立竿見影的功效了。

名醫對治

有個病患被診斷有二尖瓣、三尖瓣脫垂，包括室中膈的缺損，也會出現前述的一些症狀，用西藥處理的方式，有可能只看到表面立刻顯現的功效，坦白講不是正本清源的方法。除了用木防己湯，我們可以加生脈飲、四逆湯、遠志、石菖蒲、丹參、鬱金、生蒲黃。

很重要的是，有缺損的現象時，可以考慮加白芨等蘭科植物做組織修護的工作，有好多醫案照西醫的看法是非開刀動手術不可，結果我們從臨床上做這樣的治療，發現效果相當不錯。

另外還有一位住高雄的男性病患有心臟內膜積水，醫院所有的心臟科醫師都主張開刀，經人輾轉介紹，親自到台北來找我們看診。我用的就是木防己湯。

木防己是一味藥，防己有兩種：漢防己屬防己科，木防己屬蘿摩科。木防己湯只有四味藥，第一味是木防己，有利水作用；第二味與樟樹同科的桂枝，有強心作用；第三味人參，也是有強心的作用；第四味石膏（我參考過很多文獻也請教過很多同道，還是無法了解為何要加石膏）。再加上丹參、川七、木香、鬱金、蒲黃，就這樣吃。

本來他的血壓高壓只有六十幾，低壓幾乎聽不到，血壓如果太低，血液送不到大腦就缺氧，心臟於是就一再加速，所以脈搏跳到一四〇。吃了我一個星期的藥之後，心跳率降到一二〇，血壓升高到九十幾，後來複診兩次，總共看了四次。後來我到高雄，他特別來找我，告訴我所有的心臟科大夫都說不用開刀了。

相關方劑

小腸有虛寒的症狀時，臨床上會出現小腹疼痛。必須注意的是，肚臍下面叫做小腹，肚臍上面叫大腹，肚臍兩側叫少腹，不同的部位管轄的器官也各不相同，不能籠統含混不清的說我腹痛，肚臍上面才叫肚子痛，肚臍下面不叫肚子痛。

小腸也管我們的泌尿系統，會出現一直想尿尿，但是又尿得不順暢，尤其是小腸熱證就會出現「短赤」，短就是少，赤就是紅，意思就是尿量少次數頻繁而顏色深，「大便溏瀉」，也就是大便不成形。像這種小腹痛，就可以考慮用四逆散、當歸芍藥散。如果尿尿次數多，事實上是發炎的現象，反而要用利尿劑，包括車前子、通草、冬葵子、金錢草、白茅根。

尿尿頻繁只是短赤，短少不利，此時還用利尿劑就是「通因通用」，和你在拉肚子我還用承氣湯的道理一樣。老祖宗的智慧絕對不是蓋的，很多人一腹瀉就趕緊用止瀉的藥，那是很不正確的觀念，老祖宗就想到，既然你已經感染，病毒也好細菌也好，再用這些利尿的藥讓小便順暢，發炎現象就會立刻獲得改善。現代醫學想到尿尿不通就用利尿劑，有時候不一定正確。甚至加了消炎的藥，卻未必有預期的治療效果。

病者出現濕盛而熱不盛的現象時，我們會考慮使用五苓散或者茵陳五苓散，因為它裡面有豬苓、茯苓、澤瀉，都是很好的利尿劑。濕盛熱又盛的我們可以考慮用豬苓湯，因為豬苓湯裡面的滑石有滑竅的作用，阿膠有修護作用。

小腸實熱證，心煩，尤其尿尿出現短赤時，男性的泌尿生殖系統會出現疼痛，肚臍、腹腔都會撐脹，因為尿不順，局部位置就會悶悶的，當然就發生腫脹的感覺，我們可以考慮用宋朝小兒科聖手錢乙製作的一個處方，叫做導赤散，實際上錢乙的處方用藥可以媲美漢朝張仲景的用藥，導赤散裡有竹葉、通草、甘草、生地黃。

如果用導赤散的效果不理想，可以再加黃連一味藥，就叫做瀉心導赤散。

北京有一位中醫博士班指導教授，從臨床深深體會到五苓散、茵陳五苓散所發揮治療的功效，就是增加了所謂氣化的功能。老祖宗從臨床上體悟到「三焦者決瀆之官，氣化出焉」，用了茵陳五苓散如果還是有排尿障礙，老祖宗就常常會加一味人參，叫做春澤湯，藉助人參的補氣發揮氣化的功效。

另外臨床上有個症狀叫做小腸氣痛，小腹會脹痛並反射痛到後面腰際，產生腰肌疼痛，更嚴重會讓男性睪丸產生非常不舒服的現象。到目前為止現代醫學碰到這種狀況動不動就開刀，我們則要掌握癥結在什麼地方，如果是氣不足就給他補氣的藥如黃耆、黨參，氣不順就給行氣的藥如陳皮、香附，行氣的藥不夠就用破氣的藥如枳實、烏藥，氣一順下腹脹痛的感覺自然就會迎刃而解了。有時再加上滑竅的藥像滑石、冬葵子，影響到生殖泌尿系統的就可以加一點川楝子（金鈴子）、烏藥、延胡索，再加懷牛膝讓它往下行，吃了之後不舒服的感覺就全部消失。

桂枝加龍骨牡蠣湯

【藥材】桂枝、芍藥、生薑、龍骨、牡蠣、甘草、大棗

【屬性】濇劑（安神）、重劑（鎮怯）

【宜忌】藥性溫和，較少禁忌

方名由來

出自《金匱要略・虛勞篇》。

功效作用

桂枝湯五味藥加龍骨、牡蠣一共七味藥，桂枝湯可以調和營衛，如果生活步調帶給

你很大的壓力，用龍骨、牡蠣有潛陽的效果。

現代人掉髮的問題非常嚴重，好些人不到四十不惑之年就已經童山濯濯，也有人把它寫成牛山濯濯。如果是因為各種的壓力造成的，例如國中生考高中、高中生考大學、畢業以後要應付職場上的各種考試，而導致很多小朋友產生異常掉髮的情形，就可以用桂枝加龍骨牡蠣湯。

附帶一提，我們發現就男女性的比例而言，女性的比例比較高，男性比例比較少，或許是男性的抗壓性比較強。

名醫對治

我們要考量的是「髮為血之餘」，頭髮是要靠血液供應的。升學壓力事實上也是一種亢奮的現象，龍骨、牡蠣屬於介殼類，有潛陽的功效，而腎臟是管骨髓的，所以用龍骨、牡蠣安定神經，讓它能夠正常的製造血液，這樣頭髮有充分的血液供應，再生能力就會更加理想。

對掉頭髮是如此，但是對白髮效果可能就不是那麼理想了。由於我們是黃種人，基本上頭髮是烏黑的，一旦變成白髮蒼蒼，勢必要讓它的血液黑色素有充分的供應。所以我們在臨床上，桂枝加龍骨牡蠣湯確定可以用，也可以用右歸丸、腎氣丸、左歸丸這一類的處方來對應，中間當然就要加一些含有黑色素成分的藥物。

相關方劑

談到頭髮變烏黑，最受一般社會大眾青睞的可能是何首烏，因為在中醫藥的傳奇故事裡，總會特別提到這一味藥。但是我在任何地方都會提到，何首烏絕對沒有那麼神奇，實際上它跟大黃是同一科屬的蓼科植物，大家談到大黃就會擔心受怕，吃了大黃會讓你腹瀉，實際上何首烏大劑量的話也會讓腸胃受到影響。

其實我們有更好的選擇，可以使用食材裡的一味黑芝麻，把它打成粉，或熬煮成浸膏，或做成各式食品，它裡面就有豐富的黑色素。另外有一味菊科植物叫做旱蓮草，摘除它的葉子，會流出像黑墨水一樣的黑色素成分，所以有人在臨床開處方寫做墨旱蓮。黑豆裡面也有很豐富的黑色素，對頭髮由白轉黑有相當好的功效，而且黑皮綠肉的黑豆，黑皮可以補腎，我在民國八十二年推廣生吞黑豆的時候，就標榜一定要選黑皮綠豆，又叫馬料豆，大家都知道馬吃馬料豆後可以拉幾千斤的貨物，可想而知對我們的筋骨也有很好的作用。

而既然髮為血之餘，可以在處方裡面加強補血成分的藥物，包括雞血藤、阿膠這一類，對補充血液、製造血液、產生血液的功能是非常有效的。

柴胡加龍骨牡蠣湯

【藥材】柴胡、半夏、茯苓、桂枝、黃芩、生薑、人參、龍骨、牡蠣、大黃、大棗

【屬性】重劑（鎮靜）、濇劑（安神）

【宜忌】方內有大黃，腸胃易泄瀉者少用

方名由來

出自《傷寒論‧壞病篇》。乃由於人為處置不當引起的病症。

功效作用

現代腦瘤的病患越來越多，而且年齡層越來越降低，是什麼原因造成的，我想最主

要是大環境空氣的污染、水資源的污染，甚至讓出生不久的小嬰兒都難以倖免。萬一家裡出現這一類的病者，真是情何以堪。有人除了開刀還是開刀，但並不是開完了刀症狀就緩解了，就改善痊癒了，事實上還有兩個問題至今為止現代醫學沒有辦法改善：第一是平衡感，病者始終感覺自己會摔倒，第二是視野、視窗變狹窄了。

但是經過我們處理以後，患者的平衡感很快就會獲得改善，我們會用到的，就是能活血化瘀的柴胡龍骨牡蠣湯。

名醫對治

有關此方治療腦血管的病變案例，多得不勝枚舉，從出生不到一周歲就動過十三次刀，到無論車禍、中風所引起的蜘蛛網膜下腔瘀血，皆有良好療效。蓋《黃帝內經》告知「病在上取之下」或「上病下治」，方中有大黃，也可再加一些活血化瘀的藥如丹參、川七、荷葉等，效如桴鼓也。

相關方劑

針對腦瘤除了使用柴胡龍骨牡蠣湯，我們也可以用真武湯，因為裡面有非常理想的強心藥：附子，它能把心血管的血液供應到大腦細胞，讓大腦細胞活化、運作正常，平衡感失衡就獲得了緩解。有的也許會造成血壓不穩定，可以用天麻鉤藤飲治療。

《內經》告訴我們「清陽要出上竅」，清陽最明顯的就是呼吸，呼吸一定是靠鼻腔、口腔，這就叫做上竅，清陽一定要上升才能走上竅。濁陰則是尿液、大便，一定要往下走，液體部分走尿道，糟粕殘渣走肛門，濁陰一定要下降。有些人本身的腸胃功能不很理想，導致清陽不升，肯定就會產生暈眩的現象；導致濁陰不降，就影響到大腦意識中樞，難以清明的思考。

清陽不升、濁陰不降而產生的平衡感有問題，我們就用半夏天麻白朮湯。三十幾年前有一位國軍將領平衡感出了狀況，在台灣地區看遍了西醫，做了各種檢查，都查不出真正的原因，到先進國家去做各種檢驗，依然沒有任何結論，最後回到台灣找到一位名老中醫幫他調整。可能腸胃系統不是很理想，這位名老中醫就開了半夏天麻白朮湯，吃了藥以後數十年的宿疾因此獲得改善。

前面說過，所有腦部長腫瘤的病者都有視窗的問題，沒有一個例外。正常人的頭不要偏左偏右轉動，用餘光就可以看到左右兩邊的一些東西，可是腦部長了東西開過刀後，視野就變窄了。

有一位賴姓高中生始終感覺視野有問題，經過我們的投藥，加了一些眼科的藥，加上平衡感的處方，有一天竟然告訴我說他感覺他眼睛的窗戶已經打開了。眼睛就是竅，遠志可以入心開竅，再加石斛、穀精子、茺蔚子、青葙子這一類的藥物，效果更佳。

清震湯

【藥材】升麻、蒼朮、荷葉

【屬性】宣劑（作用在腦）

【宜忌】無濕者少用

方名由來

清震湯什麼意思坦白講我們實在不得而知，它出自汪昂先生的《醫方集解》，是劉河間先生的處方，說它可以治療「雷頭風」。雷頭風什麼意思？他只說頭面如疙瘩，至於「如疙瘩」到底是什麼病，好像也沒有人搞清楚過。

功效作用

清震湯的組成非常簡單，只有三味。第一味是荷葉，有活血化瘀的作用，又能往上升提，將藥引到大腦，腦部如果有瘀血或血管有阻塞，就可以用荷葉清除掉。第二味是升麻，顧名思義會往最高的大腦發生作用，除了解毒功效以外，它還有升提的效果。蒼朮則有燥濕作用，所謂燥濕就是對人體分泌物增強吸附的功能，也是對淋巴組織有吞噬作用。我們從平胃散的蒼朮作用即可了解，腸胃系統如充滿水份，容易造成腹瀉，但用蒼朮後，因為燥濕作用而止瀉。同理邏輯，如腦組織液過多，不及疏導，就易形成水腦，用蒼朮吸收及吞噬後，症狀就改善了。

名醫對治

從清震湯的藥物作用及其機轉，我體會到應該可以用來治療水腦症。很多疑難雜症不一定要動刀或者做外科切割手術，像水腦症這類病變，西醫的解決辦法幾乎都是開刀用引流管，但是風險卻很高：如果引流向外，容易感染變成腦膜炎；如果引流向內，就可能造成失衡現象，人會暈、會嘔吐。我們中醫呢，只用清震湯，就能夠消除水腦。

在臨床運用上，清震湯的治療效果的確相當理想。有一位鄭姓小寶寶，出生未滿一年就連續開了十三次刀。開完大腦後，壓迫到視神經，眼睛就看不見，壓迫到聽覺神經後，聽力就受到影響，接著出現水腦，醫院就接引流管。經我辨證之後，用清震湯加懷牛膝、車前子，將腦部的積水引至肚臍處，再用利水藥治之，終於日漸好轉。

相關方劑

臨床上有胃下垂的病患，腸胃肌肉組織缺乏彈性，女性則有子宮下垂，影響到膀胱括約肌，導致尿液有頻繁的狀況，還有一種叫做脫肛，大便或拉肚子的時間拖得很長，肌肉組織漸失彈性，導致每次排便肛門就會有脫垂的情況，這時就需要具有升提效果的藥物。

東垣先生有一劑補中益氣湯，裡面除了升麻還有很多補氣的藥，包括黃耆、人參，一樣具有升提的功效。用補中益氣湯加一點腸胃藥，胃下垂就會升提到正常的生理功能。補中益氣湯治療子宮脫垂效果也不在話下，士林高中有一位老師症狀非常嚴重，儘管有四個當西醫的兄弟，她還是選擇不開刀，找我們治療。吃了藥以後，我的印象裡面好像只有九帖藥，結果去再照片子發現脫垂的現象已大獲改善。

所以有很多病症其實未必要用外科切割的方式，有時候手術不盡完善，該治的沒治好還可能衍生其他副作用。仲景先生秉持信念，就是不要再替病者製造第二第三第四第五別的症狀出現，這是醫者應該謹遵的原則。如果像現在不管什麼病，全部都用類固醇，結果會產生什麼併發症是不得而知的，我們臨床上實在是看得太多了。

酸棗仁湯

【藥材】酸棗仁、甘草、知母、茯苓、川芎

【屬性】補劑（補肝，安神助眠）

【宜忌】藥性溫和，較少禁忌

方名由來

出自《金匱要略・虛勞篇》。

功效作用

真正專章介紹睡眠障礙的，是《金匱要略》的〈虛勞篇〉。〈虛勞篇〉裡有所謂的肝虛勞，用酸棗仁湯就可以獲得改善。除了酸棗仁湯，桂枝龍骨牡蠣湯也可以改善睡眠狀況，因為桂枝湯有調和營衛的功效，所謂的「營衛」，當然就跟血液循環有絕對的關係，很多人睡不著往往是因為神經亢奮，即所謂「陽亢」，桂枝龍骨牡蠣湯裡面的龍骨、牡蠣是介殼類藥物，有潛陽的功效，意思就是讓陽亢的現象能夠穩定。

酸棗仁本身是安神的藥，它有甘草可以和中、安定神經，有與柏子仁、百合這些一樣有安神效果的茯苓，有川芎可以活血去鬱，有入腎的知母能夠滋陰。

名醫對治

用酸棗仁湯要建立在「虛勞虛煩不得眠」上，也就是因虛勞過度的疲累引起的失眠。很多準備考高中、升大學的學生，課業繁重得不得了，每天就是從學校到補習班，再從補習班回到家，常因虛勞而失眠，這時就可以用酸棗仁湯。不過我個人較喜歡用百合地黃湯、甘麥大棗湯、溫膽湯、柴胡系列的方，再加柏子仁、百合、遠志、竹茹（如用溫膽湯則不再加竹茹）。

相關方劑

現代醫學用什麼樣的藥物來穩定病人精神亢奮的現象，我們不得而知，但是就陽明病來說，它有經病、腑病。「身熱煩渴」「目痛鼻乾不得眠」，這是經病，風暑濕燥寒火六淫病都有可能影響睡眠的狀況，罹患了外感肯定不舒服，當然就會影響睡眠；腑病則是「譫語、潮熱、腹滿痛、大便硬」，這些症狀當然也讓人難以入睡。

經病可以用葛根湯，可以用白虎湯、白虎加參湯；腑病可以用承氣湯來改善睡眠的狀況。各經有各經的病變，臨床治療睡眠障礙有些人用盡各種方法都沒有用時，常常只要用兩味藥：黃連是陰藥、寒藥，肉桂是陽藥、熱藥，這個方叫做交泰丸，大家都知道否極泰來，這個方就是讓否卦轉換成泰卦，也就是轉換成一路順利的走向坦途的泰卦。

這用來調整睡眠障礙的交泰丸，正好符合《黃帝內經》告訴我們的「陰平陽祕，精神乃治」，陰平陽祕就是陰陽平衡的意思，如此一來個人的精神狀態也會變得穩定。在《金匱要略》裡討論這種問題的地方非常多。

此外，百合科植物幾乎都有安定神經的作用，以百合為主的處方可以達到改善睡眠的目的。百合地黃湯中的地黃是玄參科植物，含有豐富的鐵，就有很好的補血效果，由於貧血導致腦細胞出現「虛陽上亢」的假象而導致的睡眠障礙，有了一些補血的藥，像地黃、元參，血液一充沛，腦細胞神經的活動正常了，自然而然就能夠睡得安穩。

實際上睡眠障礙的原因實在太多了，如果是腸胃消化系統方面引起的，從《內經》時代就告訴我們「胃不和則臥不安」，這個時候溫膽湯就可以大展身手了。陳皮、半夏、甘草，茯苓叫做二陳湯，加人參、白朮就變成六君子湯，加枳實、竹茹以後就變成溫膽湯。

如果你不要用一個處方，跟藥店買五個竹茹用水洗乾淨，再煮一煮就喝那個水，單一味竹茹就可以幫助你改善睡眠障礙。

睡眠障礙在婦科尤其是女性更年期的症候群，除了用加味逍遙散，最典型的一個處方就是甘麥大棗湯，甘是甘草，麥是小麥。大家不要小看這三味藥，第一它口感非常的好，因為甘草跟紅棗甜度都很不錯，小麥屬禾本科植物，能夠安定中樞神經最高指揮系統大腦皮層的功效。

我們還發現，台北醫學院有一位藥學權威楊玲玲博士，早期很多癌末病人生活在痛苦的深淵裡，經由她的研究發現，用甘麥大棗湯、芍藥甘草湯能讓癌末病患得到較為安定祥和的生活品質，有尊嚴的結束生命。

每個人都一定會面臨到這種人生旅程裡的重要課題，藉由傳統醫學，我們可以這麼從睡眠障礙談到人類生命結束的問題。

養心湯

【藥材】黃耆、茯苓、茯神、當歸、川芎、半夏、甘草、柏子仁、酸棗仁、五味子、遠志、人參、肉桂

【屬性】補劑（著重心臟、大腦）

【宜忌】藥性溫和，較少禁忌

方名由來

出自王肯堂先生編輯的《六科準繩》，這本書含括了各科準繩，被當做教科書一樣的標準範本，養心湯出自其中的〈女科證治準繩〉。

功效作用

養心湯對心臟血管有非常好的作用，可以治療心虛、心臟動力不夠。心是管血的，要充分把血液運送到每一個組織細胞器官，因為心虛血少，就很容易「驚悸怔忡」，好像喝酒醉一樣，或者是「盜汗不寐」，發熱煩躁或是虛熱上攻，發之於外皮膚就有瘡瘍的症狀。這個方用來治療心臟病變有相當的療效。

它裡面有補氣的人參、黃耆，有補血的當歸、川芎，另外有四君子湯的架構，裡面有茯苓、茯神，有安神的柏子仁、酸棗仁，有腸胃系統的半夏、甘草、生薑、大棗，有斂陰的五味子，最後有強壯心臟的肉桂，黃耆、肉桂跟人參養榮湯有異曲同工之妙。

名醫對治

心臟衰弱所出現的一些臨床見證，都是養心湯的適應症。尤其現代社會晚上不睡覺上網到天亮者不乏其人，因而心臟衰竭休克導致結束生命的悲劇時有所聞，很是不值得。此外，生活壓力太大影響到睡眠的人，也能以此方安神助眠。

相關方劑

當歸、地黃我們在介紹一貫煎時說過，這兩味藥都是用來補肝血的。歸地二冬——天門冬、麥門冬，都是百合科的藥物，二冬本身是多醣體的藥物，具有高營養成分，可以用來補充人體的液體。歸地二冬可以加酸棗仁來達到安神的效果。三參是丹參、人參、元參，也有補益的作用，元參、地黃、麥門冬就是所謂的增液湯。

我們在臨床上會提供很多的方藥給社會大眾參考，養心湯、生脈飲、四逆湯、天王補心丹等，都有非常理想的治療效果，但還是謹慎的提醒社會大眾，不要自行配藥，最好能夠經過醫者的辨證論治，再來做一些臨床用藥可能比較穩妥。有時候病者會從節省醫療費用的角度考量，但是萬一用錯了產生別的變化，豈非得不償失？

土【脾、胃】

在台灣，尤其是夏天，因為溫度高，大家都貪涼，吃什麼喝什麼都直接從冰箱裡面拿出來，就會影響到腸胃系統運化的功能。

脾有所謂「脾氣虛弱」，這種人胃口比較差，大便較不成形，肚子會脹，營養吸收、供應不好，所以臉色黃黃的，尤其表現在「唇四白」——也就是一般女性擦口紅的部位出現蒼白的現象。又因為脾主四肢，所以就四肢倦怠乏力，當然就不長肉囉，嚴重一點的甚至可能會造成營養不良的四肢水腫。

脾胃屬土，管消化吸收及營養供應、分配，還包括運輸。中醫理論的五行學說告訴我們腎為先天，脾胃為後天；先天製造後天，而後天培養先天，二者是相互依存的。沒有健康的先天，生成不出正常的後天；沒有正常的腸胃消化系統，更無法培養出健壯的先天。按照這種學說理論，用以診斷治療臨床上的疑難雜症，屢試不爽也。

平胃散

【藥材】陳皮、厚朴、蒼朮、甘草、生薑、大棗

【屬性】燥劑（作用在腸胃）

【宜忌】體燥無濕者少用

方名由來

出自《太平惠民和劑局方》。

功效作用

胃有所謂的胃寒證，胃脘會疼痛，然後有嘔吐的現象，口水很多。如果是胃熱，症

狀為嘴巴很渴，因為水份蒸發掉了，所謂「口渴多飲」，容易肚子餓，甚至口腔會有特殊的味道，也就是所謂口臭，或是牙齦腫痛，更嚴重微血管會破裂，導致出血的現象。再來是胃虛證，胃有幫助消化的功能，一旦功能受到影響，胸腔胃脘會痞悶、噯氣，甚至不想吃東西，或是吃下去暮食朝吐或朝食暮吐都有，大便也就不成形了。

有人起床時會發現口水把整條枕頭巾都弄濕了，這就是所謂胃寒的症狀。除此之外，通常胃寒證的人喜歡吃比較溫熱的食物或飲料，更喜歡人家在肚皮，肚臍的周邊揉一揉、按一按，有時候肚子痛起來會嚴重到有手腳冰冷的現象。像這種狀況，可以考慮用平胃散、小建中湯來溫胃。

名醫對治

很多呼吸系統的症狀最後會出現腸胃性病變，包括肚子脹氣等。如果是腹脹，我們就以平胃散做基礎，加一點大腹皮、神麴、香附等行氣的藥，吃了以後大便就會順暢。

一般的平胃散裡有兩味消脹的，一是厚朴，另一是陳皮。我們自己製作的平胃散，還會加入生薑、大棗，口感變得比較好。薑本身是健胃劑，可以促進食慾，對脹氣會嘔吐的人也是非常好的止嘔藥。

平胃散中的蒼朮會吸收水份，減少分泌物，就可治療女姓的帶下，減輕陰部的異味與搔癢。此外，前面提過，平胃散也可以與五苓散搭配，稱為胃苓湯，五苓散中，茯苓、豬苓、澤瀉有利水作用，加上白朮與平胃散中的蒼朮有燥濕的效果，對水瀉有很好的療效。

相關方劑

既然胃有寒證就有熱證，胃熱我們比較常用甘露飲，因為甘露飲大部分都是滋陰養陰的藥物。也可以考量用清胃散，如果有出血可以加紫菀、仙鶴草，一般可以加石斛，這種蘭科植物有所謂「養胃」的功效，胃灼熱有了石斛後，它的黏液具有修護功能。一般如果容易肚子餓，可以用玉竹、黃精，口渴多飲可以用石斛、天花粉，這些藥材一方面口味不錯，二方面功效也非常卓著。

胃虛證我們的四五六七處方效果都不錯，當然可以加一點香附、神麯、蘆葦根、石斛，山藥、薏苡仁也都可以用。胃實證脘腹會脹滿疼痛，不喜歡按壓按摩，嘴巴會有一些酸腐的味道，當然大便也就不正常了，一般都把它歸在所謂陽明病的範圍，可以考量用承氣湯類：大承氣、小承氣和調胃承氣，根據每個人的不同狀況選擇適當的方劑，很快症狀就能獲得改善。

甘露飲

【藥材】生地黃、熟地黃、天冬、麥冬、石斛、茵陳、黃芩、枳殼、枇杷葉、甘草

【屬性】補劑（滋陰降火）

【宜忌】方中二冬二地黏滯，黃芩苦寒，體質屬寒者少用

方名由來

出自《太平惠民和劑局方》。

功效作用

口腔出現口腔黏膜潰爛時，甘露飲就是一個非常值得選用的處方，從口腔的潰爛到

口中有異味都有很好的療效。甘露飲裡面有很多腸胃消化系統的藥，因為《黃帝內經》開宗明義就說「胃不和則口臭，胃和則口淡」，所以口腔有怪味、臭味，跟腸胃有絕對的關係。此外，上下牙齦有牙周病，也會出現口臭的味道。

名醫對治

有一位病者芮女士，口腔異味困擾了她長達五十年漫長的歲月。自從到我們這裡看診後，每個星期都會跟她的同班同學到這邊來，好像開同學會一樣。我們先是給她吃了一次甘露飲加味，比如說加石斛、蘆葦根，再加其他的腸胃消化系統的藥物，只吃一個星期，困擾她五十多年的問題竟然解決了一半，當然繼續再吃就完全改善了。

比較特殊的是一位從台東來的太太，她在某一天因為吃了一種藥之後，舌頭變得會麻、會刺痛、會腫脹（病者本身保留了治療過的那些處方，原則上應該是不太會造成這種反應），肉眼診察時，卻未必能夠看出腫脹麻刺痛的部位在什麼地方，一定要在她感覺不舒服的地方點上一些藥物，才會立刻顯現很小的龜裂處呈現紅腫的情況，一年多以來，在東部地區找過少說五、六位醫師，都沒能完全治癒。

我們看這些處方中只有一個勉強用甘露飲，另外有兩個用到清胃散。舌頭跟五臟六腑的關連，只有跟心有關，不過這個「心」指的是大腦中樞神經的舌咽神經，這位太太的病症，是因為在飲食上不小心碰到跟組織器官相違背的食材、藥材，影響到舌咽神經，導致出現這種狀況。

相關方劑

談到口腔問題，我們最遠的一個病患被現代醫學診斷為口腔唾液黏膜癌，他人遠在南非的約翰尼斯堡，從民國八十八年的一月一直到六月，每個月都由太太陪同他回來就診，連續大半年的時間，竟然就完全改善了。

現在罹患口腔唾液黏膜癌的人是越來越多了，早期都認為罪魁禍首是檳榔，但是經農委會委託專家研究調查之後，卻不敢確定檳榔就是造成口腔病變的絕對因素。事實上檳榔是棕櫚科植物，本身有很好的健胃作用，更有殺蟲的效果，我們看過一個小朋友，平常就喜歡抓肛門，有肛門癢的症狀，老祖宗根據經驗指出，睡眠會磨牙、枕巾會有很多口水分泌、沒事咬指甲，常常叫肚子痛，最後肛門搔癢抓屁股，從上到下有以上這五點症狀的，必然就有寄生蟲的病變在內。我們就用五味異功散、四君子湯，加上檳榔一味藥，第二天竟然排出一條蛔蟲。

除了是很好的驅蟲藥，實際上檳榔對幫助消化也很有用。藥物學裡特別強調，說檳榔「性如鐵石」，意思就是能夠讓所有消化不良的食物的積滯，順暢的透過肛門排出體外。某些人有所謂的「裡急後重」，裡急是肚子在絞痛，後重是肛門有下墜、重墜的感覺，又稱為滯下，滯就是停頓排出不順暢，滯留在某一處，我們用五味異功、六君子湯、七味白朮散，再加一味檳榔，那種滯下的感覺竟然就霍然而癒了。

竹葉石膏湯

【藥材】竹葉、石膏、半夏、麥冬、人參、甘草、粳米

【屬性】補劑（針對所謂「虛羸少氣」「氣逆欲吐」）

【宜忌】方中石膏治內熱，故陽明無熱者少用

方名由來

出自《傷寒論·差後勞復食復陰陽易病篇》。

功效作用

《黃帝內經》的〈靈樞經第八十篇〉，也就是倒數第二篇，開宗明義就講了一句話

「五臟六腑之精皆上注於目」。因為腎在五行是管水的，所以瞳孔被稱為水輪；藍眼睛屬肝，肝主風，所以藍眼睛為風輪；白眼球屬肺，肺主氣稱為氣輪；內外眼角屬心，心是管血脈的，所以稱為血輪。

而上下眼皮是腸胃系統管的，脾胃消化系統是管肌肉組織的，所以稱為肉輪。竹葉石膏湯就是治療這方面眼睛問題很重要的一個方劑，加遠志、石斛，對角膜炎、結膜炎、麥粒腫（針眼）等症狀有很好的療效。不過如果病者眼壓高，暫時先不要用竹葉石膏湯，可以用苓桂朮甘湯加懷牛膝、車前子。

名醫對治

竹葉石膏湯是白虎湯變化出來的，《傷寒論》上說：「傷寒解後，虛羸少氣，氣逆欲吐，竹葉石膏湯主之。」意思是在外感風寒緩解之後，病者的身體虛弱，一直感覺氣上逆、想吐，則以竹葉石膏湯主之。如果不敢使用白虎湯，可以用竹葉石膏湯，因為竹葉石膏湯多了人參、半夏、麥門冬、竹葉之後，就比較平妥了。

基本上，竹葉石膏湯是屬於陽明病、陽明經的範疇。陽明病有明顯的熱象，所以眼睛有紅熱症狀時，也可用竹葉石膏湯。我有幾個病人，眼睛紅紅的好幾年，西醫診為虹彩炎，治療很久都不見成效。第一個病人我開了兩星期的藥讓他帶出國，兩星期後回國，眼睛症狀就好了。第二個病患我用竹葉石膏湯合小柴胡湯，再加木賊草、茺蔚子、菊花，加川芎，服藥一週後就好了七、八分。最後一位也是服藥一週眼睛就不紅了，繼續服藥兩三週後症狀完全緩解。

還有一位國中一年級的小朋友，眼睛長針眼找眼科大夫看了一個多月，發現治療的效果不是很理想。我們用小柴胡湯、竹葉石膏湯、木賊草、茺蔚子、青葙子，以所謂「病在上取之下」或「上病下治」的治療原則，很快就治好了。

本方組成僅七味藥，無一是貴重之藥，既便宜，療效好，口感又佳，正符合我倡導「簡便廉效」的精神。

相關方劑

現在很多人有甲狀腺機能亢進的症狀，第一個上眼皮會出現浮腫，除了用小柴胡湯、越婢加朮湯，可以再加浮萍、懷牛膝、車前子。浮萍消水腫的效果相當神奇，這是我個人從我老爹臨床經驗學到的，我老爹喜歡到處亂吃，吃著吃著腎功能就出狀況，出現下肢水腫。他單用一味浮萍洗乾淨後熬煮，然後就喝熬出來的水，水腫就全部消掉了，我個人用小柴胡湯、越婢加朮湯，服後整個眼睛水腫就消掉了。

下眼胞的眼袋部分，現代醫學的整型美容用的是抽脂方式，但畢竟不是根本治療的方法。我們可以用小柴胡湯、越婢加朮湯，加浮萍和唇形科植物荊芥，也可以加丹參，因為丹參有強心活血化瘀的效果，快的有時候吃一週下眼袋就完全消失了。

關於眼部病變，有一個醫案值得一提。在大陸北京工作的湯先生，由於長年使用電腦，導致右眼玻璃體出現破洞，在北京也看了一段時間，始終沒有改善，結果我給他吃了藥，破洞就修護好了，聽過我演講、看過我著作的聽眾讀者一定知道我用的主要是哪一種——眼睛破洞就要用石斛，如果是霍山石斛的話效果就更好。

除了眼睛有破洞，湯先生左上角角膜出血的問題也整整三年都沒能處理好。我就是用小柴胡湯、竹葉石膏湯、茺蔚子、青葙子、穀精、遠志、石斛、紫菀、仙鶴草，吃了三個多月，左上角眼睛出血的現象就完全痊癒了。

參苓白朮散

【藥材】扁豆、人參、白朮、茯苓、甘草、山藥、蓮子、薏苡仁、桔梗、砂仁、大棗

【屬性】補劑（著重在健運脾胃）

【宜忌】方中砂仁性燥，蓮子、山藥收濇，習慣性便祕者少用

方名由來

出自《太平惠民和劑局方》。

功效作用

脾胃消化系統問題方面，胃口差，大便較不成形，腹脹，營養吸收供應不良，少氣

懶言，便血。像這種用藥，參苓白朮散中的山藥可以幫助一方面補充營養，一方面增加吸收的功能，此外還可以用四君子湯、五味異功散、六君子湯、七味白朮散、香砂六君子湯，甚至可以加神麴，它是一種酵素，有助營養成分的分解，還可以加雞血藤，搭配在一般的四五六七處方裡面。

前台大醫學院院長謝貴雄先生，曾經邀請中、西醫師共同合作，進行過「過敏氣喘臨床研究計畫」，結果依照辨證篩選出三個處方：腎虛型用六味地黃湯，脾虛型用參苓白朮散，脾虛兼腎虛型用四君子湯加五味子、補骨脂。經過一年觀察研究發現，有效率在八〇%以上，證明傳統醫學對氣喘確實有功效。

名醫對治

在前面的功效作用中，我們已敘明此方在臨床上的治療效果，當時在全國醫院中挑選了九個醫學中心，找到相當數量的實驗對象，顯效的佔八成以上，足證臨床過敏、氣喘之發生，與後天的腸胃消化系統有很大的關聯。

還有一種脾胃消化系統問題我們叫做「脾陽不振」，任何一個器官不管是臟還是腑，都可以分為陰陽，解剖學可以看到的都屬陰，功能的問題都可以歸為陽的部分。脾陽不振的人就會產生腹痛，那種腫痛與陽明病的大實痛又大不相同，它是「綿綿腹痛」——就是始終持續在痛；然後也會「泄瀉清冷」，就是拉肚子，也會「四肢不溫」，因為營養不能充分供應給手足末梢；尿尿也不是很順暢，即所謂「小便不利」。

由於「濕困脾陽」，要提振脾陽，就必須先讓濕排除，讓脾土醒過來。提振脾陽的藥，除了前面的四五六七，當然我們也可以用類似四逆湯、理中湯這一類的處方，營養供應吸收改善了，代謝的功能也就跟著恢復正常了。

啟膈散

【藥材】沙參、丹參、茯苓、川貝母、鬱金、砂仁殼、荷葉蒂、杵頭糠

【屬性】補劑（著重在食道）、宣劑（針對食道癌）

【宜忌】藥性溫和，較少禁忌

方名由來

有一本書叫做《冷廬醫話》，作者是陸定圃（陸以湉）先生，書中提到一個病症叫做「噎嗝」，一般我們叫做食道癌，陸定圃收錄了一個臨床經驗方叫做啟膈散。這是出自明朝程國彭（程鍾齡）先生在《醫學心悟》中開創的一個方。

功效作用

噎嗝就是食道有了病變，吞嚥發生困難，就用啟膈散把食道打開提供治療的方劑。《冷盧醫話》的作者陸定圃先生信誓旦旦的說確定有效。

不過啟膈散中有一味藥藥房未必找得到，叫做杵頭糠，指的是碾米所產生的粗糠。由於現在的碾米廠要把米漂得很白通常會加石灰劑，所以大概已經不容易找到了。

名醫對治

傳統醫學的理論基礎，有所謂「取類比象」：吃豬肝補肝，吃豬心補心，吃荔枝或核桃對男性生殖器會發生作用。醫案中指出人們養的鵝頸部很長，早年飼養鵝時飼料拌糠，當鵝吞食時會拉長脖子，至今人類不曾見過有哪隻有罹患食道癌者。就像雞胵剖開後會發現裡面全是小石子、鐵釘、玻璃碎片等，卻未見有任何一隻雞有潰瘍、出血、結石者。人類按取類比象推理，拿雞內金（富含消化酵素）做為幫助消化之藥材，就是這個道理。

相關方劑

食道癌有一個民間偏方，可以趁熱喝下鵝血。說鵝在吃粗糠的時候，稻殼乾燥沒有水份，鵝的脖子又特別長，都可以吞嚥下去，怎麼會在乎食道長了腫瘤而吞不下呢？我們曾經推薦給很多遭遇這種困擾的病人，也是所謂惠而不費的藥材了，但畢竟沒有親身體驗過。

金【肺、大腸】

五行學說理論告訴我們，肺和大腸都屬金，因為肺屬臟、大腸屬腑，在臨床上罹患肺癌的病患，經過治療後肺腫瘤雖然可能消失了，但很容易移轉到大腸。而罹患大腸癌的病者，經過化、放療後，腫瘤雖消失卻會轉為肺癌，在臨床上屢見不鮮。這是老祖宗經過千百年的觀察發現、累積的寶貴經驗。

在元代滑壽（伯仁）先生的《難經本義》中也探討過這個問題，說心肺在膈上，和小腸、大腸相表裡，但為何大小腸在膈下？如果小腸、大腸也像肝膽、脾胃、腎、膀胱同在一處，那問題可就嚴重了！如果在醫案報導中，有人的糞便排泄物從口腔出來，你說嚴不嚴重？

苓桂朮甘湯

【藥材】茯苓、桂枝、白朮、甘草

【屬性】燥劑（治療因大腦缺氧導致的暈眩）

【宜忌】藥性溫和，較少禁忌

方名由來

出自《傷寒論・太陽病中篇》。

功效作用

鼻子疾病用藥葛根湯以外，桂枝湯也可以變出〈太陽病中篇〉所說的苓桂朮甘湯。

保留桂枝湯原方的桂枝跟甘草，再加白朮、茯苓，就變出了苓桂朮甘湯。

除了適合治療鼻子過敏，因為鼻子不通、鼻塞鼻腔黏膜腫大導致呼吸困難，造成心肺功能的障礙，而出現了「身為振振搖」，那就表示暈眩的意思。《黃帝內經》特別提到「心肺有病，鼻為之不利」，所謂的「清陽不升、濁陰不降」，還包括腸胃消化系統引發的暈眩，也就是在《傷寒論》中提到的「身為振振搖」臨床見症。在《金匱要略》第十三章〈痰飲篇〉中，仲景先生除了特別提到「心肺之陽有礙，鼻為之不利」以外，還說呼跟吸所顯現的症狀是不盡相同的：呼之氣短是心肺之陽有礙，吸之氣短是肝腎之陰有礙。吸之氣短，腎氣丸主之；呼之氣短，則苓桂朮甘湯主之。

名醫對治

不要小看苓桂朮甘湯僅僅四味藥，裡面的桂枝是樟科植物，富含精油桂皮醛，是一味很好的強心藥；白朮、茯苓是健運脾胃的藥物。把桂枝換成人參，就是我們前面提過的參朮苓草四君子湯，有補氣的作用，也就是能增強抵抗力跟免疫功能。

用桂枝湯或桂枝湯發展出來的葛根湯、苓桂朮甘湯這一類的方劑，對打噴嚏流鼻水的過敏原有很好的抑制功效。

相關方劑

中醫治病是講究所謂的「辨證論治」，在辨證的時候一定要認清到底是寒證還是熱證，到底是實證還是虛證，是外感引起的表證或是飲食不當引起的裡證，陰陽表裡寒熱虛實，這個我們叫做「八綱辨證」。來勢洶洶出現在表的是陽證，相對漸進的發展然後表現尤其在腸胃系統方面的，就叫做裡證了。除了從桂枝湯到葛根湯、苓桂朮甘湯到小青龍湯、大青龍湯、當歸四逆湯，這些都是傷寒方裡面的方子，到了《金匱要略》又有所謂的黃耆五物湯，都有治療這些抗過敏的作用，不過桂枝系列的處方，因為桂枝本身就是辛溫的藥，所以治療偏寒證、虛證的病例會比較適合。

清燥救肺湯

【藥材】霜桑葉、石膏、甘草、人參、胡麻仁、真阿膠、麥門冬、杏仁、枇杷葉

【屬性】補劑（針對乾咳、肺癌的修復）

【宜忌】沒有太多禁忌，但痰多呈稀白者少用

方名由來

明朝喻昌（喻嘉言）先生根據傷寒方中桂枝湯的變方炙甘草湯演變而來的。

功效作用

前面提過，到今天為止，現代醫學依然感覺到很納悶，肺癌的病人常都會轉移變成

大腸的病變，大腸癌的病人也常演變成為肺癌，這是因為肺跟大腸屬同一個系統，互為表裡。肺有肺氣虛證，第一個呼吸很急促叫做氣喘，氣喘是以呼吸的次數而命名的，哮就不一樣了，哮是有聲音，比如像小貓咪的叫聲，咻咻咻的；這是哮喘的不同，一個是以聲音、一個是以次數來定位。一般肺氣虛的人說話有氣無力，臉色蒼白，我們就會考量用清燥救肺湯。

清燥救肺湯裡運用了好幾味滋陰養陰補陰功效的藥物，由於人體的鼻腔黏膜或口腔黏膜常常會因為飲食習慣的影響而遭破壞，這些滋陰養陰補陰的藥物，對組織黏膜就有修護的功能。

除了肺虛，還有肺燥證，肺燥顧名思義就出現乾咳無痰，喉嚨會痛、會癢，聲音沙啞，因為肺開竅在鼻腔，口腔鼻腔就會有乾燥的感覺，嚴重的話可能出現咳血的現象。清燥救肺湯有養肺陰的功效，喉嚨乾燥加石斛、天花粉，有血加紫菀、仙鶴草，聲音沙啞可以加蟬蛻，治療效果非常理想。

清燥救肺湯裡面還有阿膠，是很好的補血藥。

名醫對治

現代人呼吸的大敵之一，就是香菸。就我個人的觀察跟臨床的體驗，光是三味藥桑白皮、魚腥草、蒼耳子，不管抽多久的時間都能讓你戒除掉，我個人最常選擇使用的處方，就是清燥救肺湯。

臨床上很多呼吸系統有問題的病患，大便往往不通暢，《黃帝內經》提到「肺與大腸相表裡」就是這個意思，但治療便祕不一定都要用猛藥大黃劑，可以加入潤肺的藥，例如可以開肺氣又能潤腸的杏仁，就能改善便祕。臨床上我會用清燥救肺湯治療呼吸道疾病，又可改善便祕。因為清燥救肺湯可以潤肺，又有阿膠滋陰補血潤滑，效果很好。

清燥救肺湯又能「補正祛邪」或說「祛邪扶正」，也就是補充正氣以去除邪氣。有一男性病例，因鼻咽癌手術後做了一次化療，結果頭髮變白進而掉光，我們就是用清燥救肺湯修補、滋潤，結果頭髮又長出，而且是黑髮，這是因為清燥救肺湯中有阿膠、芝麻、桑葉。

相關方劑

除了肺虛、肺燥證，還有所謂的肺寒證，咳嗽、痰色白而且稀稀的呈泡沫狀，胸背發冷，嚴重的話會咳嗽咳到站不穩的程度，不能夠平躺，小青龍湯就是針對這一個症狀來提出治療的方向，只要是鼻涕痰稀稀白白成泡沫狀它都能夠因應。介乎肺燥證、肺寒證二者之間的，可以考慮用麥門冬湯，或如《金匱要略》第十三章〈痰飲篇〉所言，「心肺之陽有礙」，用苓桂朮甘湯治療。

接著有所謂的「肺氣不宣」，肺主清肅，就像汽車有空氣濾清器，一旦功能失調，就會影響到它對空氣過濾的效果。肺氣不宣引起大腦氧氣供應量不足，肯定胸口會悶，頭會眩暈，呼吸急促、不完整；會出汗，因為肺主皮毛，即便汗水不多，至少會顯現出來；又因為肺屬金，金生水，一旦肺氣不宣，往往會影響小便的功能，所以尿不出來時不一定要用利尿的藥，反而用宣肺的藥小便就順暢了。

不僅小便如此，大便不通常常也是因為肺氣不宣，所以我們會用一些宣肺的藥。明朝的名醫繆仲淳（繆希雍）先生，在他的醫案裡就特別強調，如果大便不通可以用入肺的藥，他最常用的一味藥叫紫菀。紫菀是入肺的菊科植物，有補肺氣的作用，肺與大腸相表裡，就可以改善排泄功能，經過我們臨床實驗，發現老祖宗留下來的寶貴經驗真不是蓋的，令人非常感動。除了紫菀，同時加柏子仁，藥學文獻告訴我們凡仁皆潤，柏子仁、酸棗仁、桃仁、杏仁這些從果核取出來的果仁，都有潤滑的功能，一旦腸子有了藥物潤滑，叫它不動也很難了。

老祖宗是拿活生生的人體來做實驗的，比如杏仁是入肺經氣分，桃仁是作用在大腸經的血分，前面提過的桃核承氣湯，就有活血化瘀的功能，麻杏甘石湯、麻黃湯裡面都有杏仁，就可以作用在呼吸系統方面，讓我們不得不感佩老祖宗實驗的成果。很多人批判中醫不科學，像這種臨床上實驗得到的結論，哪一樣不是合乎科學的程序？所以我是覺得應該實際了解後再做批判，才能令人口服心服。

方劑學中有一個方是宋朝小兒科聖手錢乙先生創制的，叫做瀉白散，瀉白者其實就是瀉肺，呼吸系統有炎症現象，從白白稀稀的發展到黃黃濃濃稠稠黏黏的，從沒有發燒的任何跡象演變到發燒的狀況，都可以用瀉白散對治。這個方是以桑白皮為君藥的處方，說到桑，真是妙用無窮：桑葉可以養蠶，桑枝可以治療筋骨毛病，桑椹是補充腎氣不足非常好的食物和藥物，還可以做成飲料、果凍，桑樹根部挖出來，把金黃色外皮清除乾淨，存留下來的就是桑根白皮。

錢乙先生的整個思想跟仲景先生非常接近，同屬處方用藥非常簡省的醫家，我個人將近四十年所掌握標榜的推廣簡單、方便、便宜、有效——簡、便、廉、效——道理就在這裡。後漢的張仲景寫了濟世救人的《傷寒》《金匱》，錢仲陽則有救小朋友一命的寶典《小兒藥證直訣》，都是值得我們繼續向後代子孫特別提醒標榜推廣發揚的。

麻杏甘石湯

【藥材】麻黃、杏仁、甘草、石膏

【屬性】宣劑（宣肺）

【宜忌】虛證忌用

方名由來

出自《傷寒論・太陽病上篇》。

功效作用

如果鼻子過敏是熱證、實證，對那些鼻涕、痰黃黃濃濃稠稠的這種所謂有化熱現象的，我們就考量用麻杏甘石湯之類的處方。麻黃、杏仁、甘草、桂枝，叫做麻黃湯，去掉桂枝換成石膏，就變成麻杏甘石湯。

麻杏甘石湯我們說它是麻黃湯的變方，或許有人會不以為然。不急，經過我們的分析，你就會恍然大悟：麻杏甘石湯是從麻黃湯變化過來的，麻黃湯是麻黃、桂枝、杏仁、甘草；把麻黃湯的辛溫藥物桂枝換成辛涼藥物石膏，就變成麻杏甘石湯。也就是說，麻杏甘石湯是保留了麻黃湯四味藥裡面的麻黃、杏仁、甘草三味藥，把芍藥、生薑、大棗替換成石膏而成。

由於現代人生活多元化，所以疾病也會出現比較複雜的多樣化症狀，我們就可以利用這個處方，再加上一些藥材以因應那些多樣化的病症。譬如說痰很多，可以加桔梗、浙貝、紫菀；如果痰是黃濃黏稠的，可以選擇麻黃杏仁甘草石膏湯。《傷寒論．太陽病上篇》有兩條條文特別強調，說「發汗後不可更行桂枝湯，汗出而喘無大熱者，用麻黃杏仁甘草石膏湯」，又說「下之後不可更行桂枝湯，汗出而喘無大熱者，用麻黃杏仁甘草石膏湯」，意思是說，無論罹患過什麼樣的病變，只要現在是出現「汗出而喘無大熱」的症狀，就可以選擇麻黃杏仁甘草石膏湯。

名醫對治

鼻子的問題看似不大，卻是非常困擾人的，到今天為止，我們碰到過很多的病例，現代醫學治療相當長的時段，依然沒有明顯的改善，甚至表示這種含有過敏反應的病症，幾乎不可能完全根治。中西的差異就在這個地方了，我們掌握了八綱辨證，掌握表裡寒熱虛實證型的發展，幾乎沒有一個病例不能獲得改善。

大致上而言，只要屬性偏向比較熱的症狀，都可以用麻黃杏仁甘草石膏湯。麻黃湯被後代的中醫學者稱為「還魂湯」，意謂著能夠讓魂魄重回人間大地。當然也可以在這個處方裡加有強心作用的人參，來增強心血管的動力，進而挽回生命。

相關方劑

麻杏甘石湯加上厚朴，就可以針對像仲景先生特別在〈太陽病中篇〉桂枝湯的適應症裡所說的「喘家」，喘家的意思是一向有慢性氣管病變或支氣管炎這類的呼吸系統病變的人。這種病家如果碰到因外感或飲食不當等原因而出現呼吸系統問題，導致慢性氣管病變變成急性，就不妨用桂枝湯加厚朴、杏仁給予治療。

說到這裡我不得不提出一個嚴重的問題。大家都知道，我們鄰近的新加坡、馬來西亞等國的生活飲食、生活習俗——尤其是華人數量多的地區——跟台灣地區頗為相近，罹患的病變當然也大同小異。我有機緣到馬來西亞演講了好幾次，深深覺得東南亞地區非常需要仲景先生的傷寒金匱方；但感觸很深的是，屬於大英國協的馬來西亞，很多藥都列為禁止使用，連外用的藥物都是如此。用藥受限，中醫師在臨床上的診療自然受到很多限制，實在是一件非常可惜的事。這個問題，有待我們的衛生主管單位與世界各國的衛生主管單位接軌溝通。

復原活血湯（傷科）

【藥材】大黃、柴胡、當歸、桃仁、紅花、穿山甲、栝蔞根、甘草

【屬性】瀉劑（外傷造成的氣血胸）

【宜忌】體虛無瘀者忌用

方名由來

出自明朝陳實功先生所撰的《外科正宗》。

功效作用

這個方對活血化瘀的功效沒有其他方藥能替代。這幾年看過許多小朋友發生意外造

成氣胸等傷害，我們就趕緊用傷科復元活血湯加丹參、鬱金，診治效果非常理想。

內臟受傷出血，我們稱它氣血胸。除了苓桂朮甘湯、小柴胡湯，還要用傷科復元活血湯，因為既然內臟出血出現氣血胸，就一定會用到活血化瘀的藥。

名醫對治

臨床上氣胸的病例很多，我個人處理過五十八年次的趙先生在一家大醫院開過三次刀，仍未痊癒；內湖有兄弟兩人同患氣胸，哥哥經中醫治療一次即癒，弟弟在軍中已開刀二次，據稱經評估還要再開刀。有位演藝人員騎馬從馬上摔下，內臟出血，必用此方加鬱金、香附、丹參、川七，常一劑知，二劑已。

相關方劑

氣血胸的治療方法跟氣胸是稍有出入的，氣胸一定要用到小柴胡湯，因為小柴胡湯七味藥可以治療所謂的「胸脅苦滿」，加苓桂朮甘湯，不管在《金匱要略》或《傷寒論》中，都提到如果「呼之氣短」，也就是吐氣只能吐一點點，那是心肺功能有礙，所以要用苓桂朮甘湯。除此之外，我們可以用鬱金、香附、枳殼、桔梗，另外加一點強心補肺氣的藥，例如生蒲黃、丹參、黨參。

也有人早上一起來胸口就覺得悶，此時建議千萬不要吃冰冷飲的東西，否則出狀況的機率就特別高。一位住在青田街的太太，早上起床洗臉刷牙完之後，第一個動作就是從冰箱拿出一種經過發酵的牛奶，據說很多便祕的人吃了這種產品排泄狀況相當理想。結果有一天喝完之後感覺到胸口非常悶，幾乎呼吸不到空氣，眼看有可能窒息，就立刻叫救護車把她送到某醫院，住院診察後發現罹患了氣胸的症狀。

所以如果本身心肺功能比較差，最好遠離這些冰品，這位太太確診有氣胸的狀況後，就來我們這邊看診，有一次情況很危急，她當機立斷，一方面打個電話告知我有什麼樣的狀況，同時叫家裡的人盡快來我診所拿藥，我很快給她開好，總算沒事。

葛根湯

【藥材】葛根、麻黃、生薑、桂枝、芍藥、甘草、大棗

【屬性】宣劑（治感冒、抗過敏）

【宜忌】藥性溫和，較少禁忌

方名由來

出自《傷寒論・太陽陽明合病篇》。

功效作用

現代社會幾乎無所不在的鼻病，當然跟我們的生活習慣、作息有相當大的關係，如

今家家戶戶一日不可無冰品食物，可是冰品的溫度都在零度以下，身體碰到那些冰品的話不產生過敏反應都很難；又或者早上起床沒有事先準備好外衣，結果碰到冷空氣一直打噴嚏；過敏原更是無所不在，隨時隨地都會遭遇到，鼻子當然容易產生病變。

鼻子的毛病用仲景先生的處方用藥，就能夠達到非常理想的治療效果。《傷寒論．太陽病上篇》中提到：「陽浮而陰弱，陽浮者，熱自發，陰弱者，汗自出，嗇嗇惡寒，淅淅惡風，翕翕發熱，鼻鳴乾嘔者，桂枝湯主之。」其中很重要的一句話是「鼻鳴乾嘔」，鼻塞也好，鼻流清涕、濁涕也好，都會發出一些特殊的聲響，因為鼻子是中空的，如果黏膜組織分泌物增加，導致器官本身與外面的氣體交換產生異常的現象，不發出特殊聲音也難。

桂枝系列對鼻子過敏有它獨到的治療功效。桂枝湯加葛根叫做桂枝加葛根湯，桂枝湯加葛根再加麻黃，就叫做葛根湯。

名醫對治

葛根湯是陽明經的病變首選處方，無論是太陽病、陽明病或太陽陽明合病所產生的病變，都是非常實用的處方。鼻子過敏產生稀稀白白成泡沫狀的分泌物，可以考量用葛根湯、苓桂朮甘湯、加味逍遙散、小柴胡湯，用加味逍遙、小柴胡湯可以增強免疫功能和抵抗力，加味逍遙是從小柴胡湯變化出來的，除了可以清肝理脾解鬱，對鼻子過敏也有很好的效果。用增強體力抗體的方式，這叫做永絕後患，把病源的去路防堵了。我們用葛根湯、苓桂朮甘湯對應人體的過敏反應，發現療效確實不錯。

吳興街有一位當年我在易經學會上課的學員，就是有鼻子的病變，結果我給他開了葛根湯的原方，一共七味藥，他找的中藥鋪真的很有良心，老闆說因為裡面沒有比較高貴的藥材，所以一帖藥只給算二十七元，抓了三帖藥一共八十一元。我們這位學員配了三帖葛根湯的原方服用，鼻子過敏的症狀就大部分痊癒了。所以說，使用藥物方劑，重要的是跟症狀能夠互相配合，可以因應臨床出現的症狀，而不在價位的高低。

樂適舒（WTC）

【藥材】薏苡仁、訶子、紫藤瘤、菱角
【屬性】濇劑（作用在腸胃）
【宜忌】易便祕，大便滯下者少用

方名由來

這是台灣順天堂藥廠根據日本所開發的一個方劑而生產出來的科學中藥成品。

功效作用

用於治療直腸腫瘤或胃癌，臨床報告有百分之四十的療效。產品組成非常簡單，裡面有跟米飯同屬禾本科的薏苡仁，薏苡仁在腸癰裡面可以治療闌尾炎。

名醫對治

壓力造成的腸胃病變，實在多得不勝枚舉，包括大腸急躁症、胃潰瘍、胃穿孔、胃酸過多等。有一位小朋友從出生到快上高中十多年的漫長歲月中，聽說每天大便都會有血，教學醫院診察的結果，說他的腸子就像馬蜂窩一樣。

八十幾歲的奶奶帶著瘦骨如柴的孩子來求診，我們就用樂適舒，再加四逆散，樂適舒的薏苡仁、四逆散的芍藥甘草、再加上蘭科的石斛，都是很好的止痛藥；既然大便有血，我們就加紫菀、仙鶴草，就這樣吃了兩個星期，小朋友的便血現象就痊癒了。

順帶一提，石斛是我們常用的養胃聖藥，可以增加胃黏膜保護的作用。

水

【腎、膀胱】

腎與膀胱互為表裡，膀胱臨床上有實熱證，小便短澀不利，短就是少，澀就是排除不順，出現短澀不利、尿色黃，或者是混濁不清，尿尿時會有灼熱感，嚴重的話會有刺痛感，或有膿血的狀況，或出現砂石，實際上出現砂石就等於出現腎結石的症狀，有膿血表示泌尿系統有感染。

在五行學說中，老祖宗把這一系統歸屬在泌尿系統裡，所有跟體液有關的都可以歸納在這個範疇。其實腎屬先天，它的範圍不是那麼狹隘，舉凡與生育有關的不孕（或不育）都要歸納在此範疇。男性的精蟲數量不足、活動力不夠，女性的月經不順、或前或後，不會排卵或排卵困難者，都要從這個方向去思考。甚至連發育成長遲緩都應該從這個方向著手。從腎氣丸發展出來的左歸丸（或飲）、右歸丸（飲）或是豬苓湯，其方劑之多不勝枚舉。

腎氣丸

【藥材】地黃、薯蕷、山茱萸、澤瀉、茯苓、牡丹皮、桂枝、附子

【屬性】補劑（重在腎陽虛）

【宜忌】有內熱而小便利者少用

方名由來

出自《金匱要略·虛勞篇》。

功效作用

腎跟膀胱互為表裡，腎有陰虛證，腎陰不夠、腎陰虛，會腰痠背痛、腰膝疼痛，當

然身體萎弱，男性常會出現遺精、夢洩。腎表現在耳朵，所以會有耳鳴、甚至耳聾的現象，導致頭暈目眩，有時晚上體溫會輕微的升高，導致出現盜汗的症狀，咳嗽、咳血也都有可能。

耳鳴、耳聾可以考量用腎氣丸加一些通竅的藥，如遠志、石菖蒲，頭暈用雞血藤。

腎陽虛，精冷，是老祖宗都在很早以前就已經發現的現象，意思是腎陽不足的人，精蟲及活動力都會不夠，自然比較可能有不孕的問題。另外中醫講腎也討論到「命門相火」的問題，相火就是在幫助消化所謂的腐熟水穀，一旦腎陽不夠，命門相火燃燒不足，就會出現滑脫的現象。這就一定要用到腎氣丸，裡面有肉桂、附子，再加補骨脂、肉豆蔻這一類能夠增加相火燃燒功能、增強運化功能的藥材。

名醫對治

腎氣丸有丹皮、地黃、山茱萸是陰藥，健脾藥的懷山藥也可列為滋陰養陰藥。名叫腎氣丸，就表示可以補充腎氣。因為腎是先天，凡涉及免疫功能的病變，都可以用腎氣丸處理，所以，頻尿可以用腎氣丸，水腫也可以。

中醫還有所謂的「命門火衰」，就會出現陽痿，會「陽強易舉」。所謂「易」就是出現一種假象，一天到晚多夢，即便坐在那裡五分鐘也可以做一場夢，睡不好或口乾，小便會出現短赤：又少，顏色又深，帶一點紅，但還不至血尿的程度，這些症狀，一樣需要藉助腎氣丸。

除了對女性許多病症都有療效，腎氣丸也是糖尿病患者的重要治療方劑之一，一般人都知道，糖尿病患者有三多：吃多、喝多、尿多；尿多，就要用腎氣丸，它能夠改善老年型糖尿病，吃了以後尿的次數減少。我們處理糖尿病時，會在腎氣丸、六味地黃裡加入補脾的人參。

還有些年紀大的人，頻尿到冬天一個晚上要起來七、八次，腎氣丸當然也能夠發揮效用；對老化現象，中醫幾乎無可避免的一定要用腎氣丸或其衍化的處方。腎氣丸加車前子、懷牛膝就叫濟生腎氣丸，可以加強利尿的效果。

相關方劑

另外腎陽虛的人也會造成腰腳逆冷，萎軟浮腫，還會影響水份代謝的功能，出現一種拉肚子的名稱叫做「五更瀉」，也就是天將亮的時候就開始拉肚子了。這種五更瀉用四神丸是很合拍的，腹部脹滿會影響呼吸變得比較急促，營養流失則會影響人體各部器官的功能，肺屬金，金要能正常才能生水，老祖宗根據臨床不斷的觀察實驗掌握的症狀，真的讓我們感受到什麼叫做科學。

豬苓湯

【藥材】豬苓、茯苓、澤瀉、阿膠、滑石

【屬性】通劑、瀉劑（利濕）

【宜忌】無內熱而小便量多、次數多者忌用

方名由來

出自《傷寒論・陽明病篇》和《傷寒論・少陰病篇》。

功效作用

豬苓湯著重於濕盛熱也盛，即「濕熱互結」，所以不管膀胱炎、陰道炎、尿道炎、帶下病，都有利濕利尿的作用。有砂石我們可以考慮用豬苓湯；有膿血可以加冬瓜子、連翹這些排膿藥物；泌尿系統疼痛表示有發炎，可以加川楝子、冬葵子、金錢草等。豬苓湯有修護的作用，有滋陰養陰的功效，臨床療效非常明顯。

一般人到了夏天天氣熱——尤其有泌尿道感染發炎現象的話——尿的顏色會比較深、比較混濁，到冬天則通常顏色會比較清，小便次數會很頻繁。通常小便次數頻繁、比較澄澈清冷的，屬於膀胱虛寒證。此外，也有小便不利，發生浮腫、面色黧黑或約束不固而產生遺尿的現象。另外「淋瀝不盡」，就是尿尿滴滴答答，肯定是小便的功能受到影響。一般我們在臨床會考量第一嘴巴會出現口渴的狀況，第二肚臍下面的小腹會出現脹脹的感覺，第三尿道有灼熱感、刺痛感，這些都偏向實熱證。

名醫對治

民國一百年四月底，有一位病者說他的血尿已經長達十八年的漫長歲月，都沒能看好，我們有一個學生跟這位病者很熟，就免費給他一包豬苓湯加懷牛膝、車前子、仙鶴草、紫菀、金錢草、白茅根，竟然一包吃下去，血尿就完全緩解。這位病者說他簡直無法置信，現代醫學那麼發達都治不好，怎麼可能老祖宗一包藥就把他的血尿症狀完全掌控而且獲得緩解，隔了一週、隔了一月然後隔了一年，血尿都沒有再出現過，所以老祖宗的智慧結晶、心血精華的確是不容忽視的。

就我個人的臨床經驗，豬苓湯另有一妙用。血色素正常男性是在十四以上，女性是十二以上，一旦血色素不足，就是陰不夠，豬苓湯再加雞血藤，用了一個星期之後，本來血紅素剩下八，已經出現中度甚至嚴重貧血程度，血色素就增加一成為九，兩週後增加二，吃了三個星期就變成十一，已接近女性正常的數值。

相關方劑

出現血尿的狀況時，除了用豬苓湯，我們會加懷牛膝、車前子、冬葵子、金錢草、仙鶴草、紫菀、白茅根。除了用藥物減緩、解除病痛，還要誠懇的奉勸大家預防勝於治療，盡可能的不要在中午十一點到下午三點這個時段到戶外活動，如果無法避免，請隨身攜帶遮陽傘、帽子、斗笠等，只要能夠遮住太陽的輻射熱，相信所受到的影響會減到最低的程度。太陽能量輻射照射到人類的皮下，造成血管被破壞，正是出現血尿的一大元凶。

【第五篇】

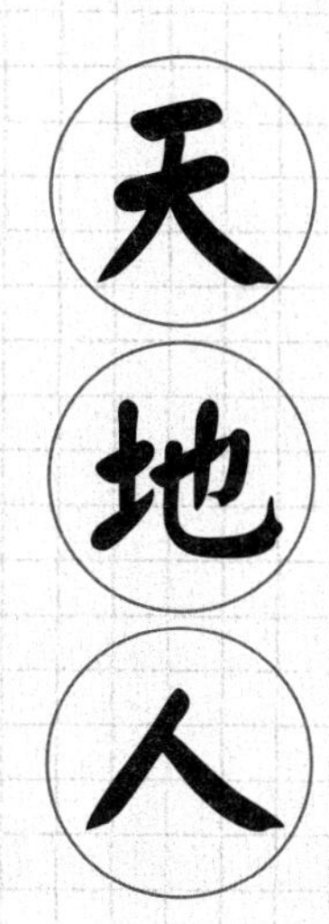

有關天地人的方劑，有天真丸、人參固本丸、地黃飲子和三才封髓丹，各有不同的體系及處方用藥，以下我們會一一介紹。

天真丸

【藥材】精羊肉、肉蓯蓉、山藥、當歸、天冬、黃耆、人參、白朮

【屬性】補劑（補心腎）

【宜忌】藥性溫和，較少禁忌

方名由來

出自《御藥院方》卷六，由元朝許國楨編撰，收錄了宋金元三代的宮廷祕方。

功效作用

魏晉南北朝的徐之材先生提出所謂的「十劑」，就十分推崇天真丸，他如此表示：

「補可扶弱，人參羊肉之屬也，而肉蓯蓉、山藥為男子之佳珍，合之當歸養血、黃耆益氣，天門冬保肺，白朮健脾，而其製法尤精允為補方之首。」

天真丸要用比較高檔的羊肉七斤，把筋膜、脂肪跟皮弄開，熬煮後磨成細粉，再用肉蓯蓉、山藥鮮品十兩，當歸十二兩，用酒噴灑也就是洗過，天門冬去心一斤，把這幾味藥磨成粉，裝填在羊肉裡面，用「無灰酒」——也就是蒸餾過的酒——四瓶煮到酒乾，當然就剩下那些藥材了，再加兩斗水，把上述的藥材煮爛，之後再加黃耆五兩、人參三兩、白朮二兩混合均勻，人參、白朮，實際上就是四君子湯的二分之一。最後磨成細粉，混入糯米飯做成餅，然後焙乾做成藥丸。要服用時就以溫酒吞服，如果很不容易做成藥丸，就把它杵成藥片，這樣服用起來比較方便。

名醫對治

這個方子是腸胃消化系統的用藥，所以喻昌（喻嘉言）先生說這個方子有擅長補益的作用。老祖宗說羊肉是補形的，人參是補氣的，人參羊肉同功，同功的意思並不是作用完全一樣，而是說同樣具有滋補的效果。

在《金匱要略》一書中，有當歸生薑羊肉湯用以治寒疝，著重在改善體質，身體變好，疝氣病即可獲得改善。人有三寶「精、氣、神」，方中人參、黃耆補氣，黃耆、當歸補血，人參、山藥、白朮健脾，肉蓯蓉補腎，可說是面面俱到之處方也。

地黃飲子

【藥材】生地黃、巴戟天、山茱萸、石斛、肉蓯蓉、五味子、肉桂、茯苓、麥冬、附子、石菖蒲、遠志、生薑、大棗、薄荷

【屬性】補劑（修護大腦的語言中樞）

【宜忌】藥性溫和，較少禁忌

方名由來

出自《醫方集解》。原作者是劉守真（劉河間、劉完素）先生，他有非常強的使命感，希望能將《黃帝內經・素問篇》補充、解釋得更為完整，例如第七十四篇的〈至真要大論〉裡面有一段「病機十九」，本來只有一百多個字，他把它補充發揮到兩百多個

字，前後完成了《素問要旨》《素問玄機原病式》等書。

功效作用

劉河間先生用地黃飲子來治療「風痱」，痱也可以寫作廢，意思就是可以治療因為中風導致的殘廢。

他提到可以治「中風舌瘖不能言，足廢不能行，此少陰氣厥不至，名曰風痱」，意思是可以治療中風導致舌頭打結，影響到正常的語言中樞。舌瘖，意思是不能正常的說話；足廢不能行，是腳由於運動神經的障礙，導致不能正常走路。所以要「急發溫之」，趕緊用這個方子讓身體逐漸恢復，腳也能走，話也能說了。

地黃飲子主要可以作用在手少陰心經，足少陰腎經、手太陰肺經、手厥陰心包經、足厥陰肝經，作用的系統滿廣泛的，用地黃以滋根本之陰，巴戟天、肉蓯蓉、肉桂、附子以返真元之火，讓它的動力功能能夠恢復，石斛安脾而祕氣，山茱溫肝而固精，肉蓯蓉、遠志、茯苓補心而通腎臟，麥門冬、五味子保肺以滋水源，使「水火相交，精氣漸旺，而風火自息矣」，所以這個方子吃了以後，很多中風所引發的語言中樞障礙就能夠獲得改善。

它的組成實際上是建立在桂附八味丸的基礎上，裡面的地黃、巴戟天、肉蓯蓉、附子、肉桂、石斛、茯苓、石菖蒲、遠志、麥門冬、五味子等分，每服五錢入薄荷一點點，與生薑、大棗一起煎服。

名醫對治

一般中風，意識中樞受損就什麼都忘記了，壓迫到聽神經聽力就受損了，影響到視神經眼睛就看不到，影響到語言中樞就不會講話，影響到嗅覺中樞鼻子就聞不到香臭，影響到運動神經就左癱右瘓不會走路，臨床上看腦部的哪一個系統受到影響破壞，就會出現哪一個系統的症狀。

所以現代醫學把復健醫學分成幾個不同的系統，意識中樞受損有的就要從一、二、三、四，有的要從你的語言中樞ㄅ、ㄆ、ㄇ、ㄈ重新建立說話的系統，有的手腳不會動，癱瘓坐輪椅，慢慢就要訓練運動神經的功能，所以復健師也有不同的分工：管運動神經的，就趕緊讓他能夠走路；管語言復健的，要趕緊讓他說話；針對心理障礙的，要幫他重新自我建設，這是非常重要的。

二十多年前，有一位唐老先生喝酒後心情鬱卒，引發嚴重的中風，經過我幫他處理，配合他女婿的針灸後，人就逐漸甦醒過來，可以講話行動了。服藥到最後，一切生活作息都可以自己打理了，卻有兩個奇怪的症狀：第一是語言中樞有問題，講話常常很難表達自己的需要；第二是距離感出現問題，明明前面的水溝一跨就可以跨過去，結果常常不小心會掉在水溝裡，另外明明茶杯就在前面，但是會抓到另一個地方，導致家裡人不放心讓他出門。

有關語言中樞障礙的部分，我用的就是地黃飲子。地黃飲子中其實貴重的藥材並不多，有的話就是肉桂比較貴一點。

補記

當年我在考中醫考試的時候，就發現在《醫方集解》裡面有兩個地黃飲子，同時也有兩個麥門冬湯。前面談的是河間先生提供的一個處方，另外一個地黃飲子則出自《易簡方》，這個方子可以治療消渴、煩躁、咽乾、面赤。喉嚨乾燥是因為腎火上炎，面赤是因為陽明經脈所產生的鬱熱，煩屬心，躁屬腎，它裡面有人參、黃耆、甘草、生地黃、熟地黃、天門冬、麥門冬、枇杷葉、石斛、澤瀉、枳殼各等分，等分的意思是人參用五錢的話其他的藥也全部用五錢。

這個方子可以治療手太陰肺，因為肺主氣，氣分病才會口渴，喻嘉言先生說這個方「生津補血、潤燥止咳，佐以澤瀉枳殼，疏導二腑。使小腑清利，則心火下降。大腑流暢，則肺經潤澤，宿熱既除，其渴自止矣。」

澤瀉瀉膀胱之火，枳殼寬大腸之氣，讓小腑清利，小腑就是膀胱的意思，則心火下降，心與小腸互為表裡，大腑流暢，則肺經潤澤，因為肺與大腸相表裡，數日即除，口渴也就獲得改善了。

另外喻嘉言先生也說白虎加參湯專治氣分燥熱，而地黃飲子則專治血分燥熱，竹葉黃耆湯兼治氣血燥熱，所以在臨床上一定要辨證論治，不然常常會誤導。

人參固本丸

【藥材】人參、天冬、麥冬、生地黃、熟地黃

【屬性】補劑（補氣養血）

【宜忌】藥性溫和，較少禁忌

方名由來

根據《醫方類聚》的記載，出自《易簡方》引《葉氏錄驗方》。

功效作用

談到「人」的處方，有人參固本丸、人參養榮湯等。人參固本丸這個方子老祖宗把

它用來治療所謂的肺癆病，也就是肺結核。

這個方是手太陰肺經、足少陰腎經的藥，因為肺主氣，這個氣是發自丹田，丹田就是我們的腎臟，肺腎屬於子母之臟，肺屬金，金生水，所以肺為腎之母，水能制火，因為只有水能讓火不要氾濫成災，如此一來，火就不會刑（尅）金。

人參固本丸是用人參、天冬、麥冬、生地黃、熟地黃加上蜂蜜做成藥丸，其中二冬是清肺熱的，二地是益腎水的，人參大補元氣，氣是肺管的，氣者水之母也。「人參之用，無所不宜」這句話，當然我們有時候不能接受，但有病邪的時候，「以氣藥引之則補陽，以血藥引之亦補陰」，這倒是可以接受的。人參固本丸組成雖然簡單，效果倒是滿大的。

名醫對治

臨床上有人口渴到沒有辦法形容，不妨用這個方處理。有時候我比較喜歡用石斛、天花粉，發現效果很理想，這都可以做為臨床的考量。

另有一方名「人參養榮湯」，為十全大補湯去川芎加陳皮、五味子。由於作用和對治皆與本方相同，故不再多做說明。

三才封髓丹

【藥材】天門冬、熟地黃、人參、黃柏、砂仁、甘草

【屬性】補劑（補腎滋陰）

【宜忌】藥性溫和，較少禁忌

方名由來

這個方子出自《濟生拔粹》這本書，是宋朝人嚴用和先生創制的處方用書。在「人之初、性本善」的《三字經》中告訴我們，天地人叫做三才，有人直接用天地人為名，有的人則稱三才。到明朝末年喻嘉言先生說加黃柏、砂仁、甘草可以補腎滋陰，就成為三才封髓丹。

功效作用

砂仁可以作用在腸胃系統，幫助消化，「入脾行滯」，滯就是消化不良、腸胃蠕動比較緩慢的現象，而甘草以「少變」（臨床使用量較少而改變其療效）天冬、黃柏之苦。天門冬的味道還好，黃柏則是大苦大寒，加了甘草、配合人參建立中氣，讓它發揮「參兩之權」，也就是與旋乾轉坤有異曲同工之妙，這就不是一般人隨便亂補的那種習慣了，因此叫它三才湯當然也沒有問題。

三才封髓丹裡面的人參、天門冬、熟地黃就是三才，後代的人又加了黃柏、砂仁、甘草，黃柏經過砂仁、甘草的炮製，就會去除藥材本身寒的屬性。有些人會再加一些藥材，如肉蓯蓉、酒，浸泡到第二天再熬煮後服用，因為黃柏、肉蓯蓉都是入腎的。

人參可以作用在心臟血管、手足太陰，手太陰是肺，足太陰是脾，足少陰是腎。天門冬是百合科植物，可以補肺，因為肺屬金，金能生水。人參又能作用在腸胃消化系統，也就是脾，幫助動力的產生，補脾益氣。地黃能夠補腎滋陰，用砂仁制衡，黏膩感就可以獲得改善。

藥材裡面有天門冬、熟地黃、人參，就符合了當年《三字經》中的「人」，有天地人之名，又可以作用在上中下三個部位，所以稱為三才封髓丹。

名醫對治

三才封髓丹可以治療脾肺虛勞引起的咳嗽，將天地人三味藥去掉，就叫做鳳髓丹，因為黃柏這些藥比較苦寒，所以作用在心火旺盛、腎精不固容易遺精夢瀉體質的人，可以收到相當理想的治療功效。

有從馬來西亞、新加坡前來學習跟診之中醫提及此方，方中組成為何？臨床用治何種症狀？我告訴他們可以治療男性性功能障礙。有位公司大老闆，勞心勞力以致天命之年就遭遇「不舉」之症，心中著急，向某家藥店訂購一瓶五十萬元的藥酒，孰料越吃越糟。經我用封髓丹，花不到一萬元問題就迎刃而解。

【第六篇】

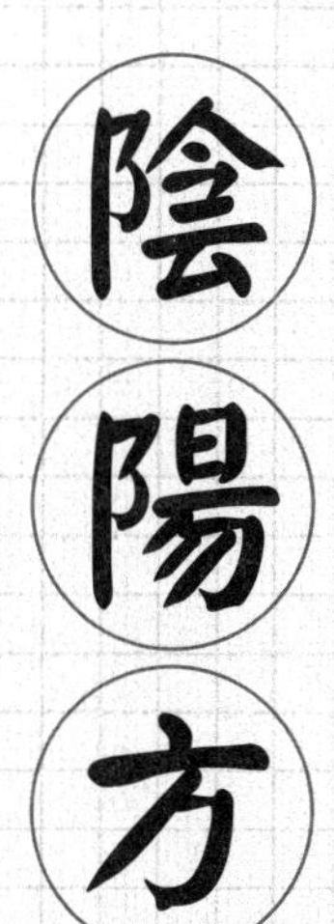

陰與陽，女和男，在方劑的名稱上，用男做為方劑命名的似乎不曾見過，不過就像觀世音菩薩的左右護法，金童雖沒有方劑，玉女倒是有一個方，就叫做玉女煎。同樣的，以陽為方劑名也頗為少見，用陰做名稱的則有大補陰丸。

玉女煎

【藥材】石膏、熟地黃、麥冬、知母、牛膝

【屬性】瀉劑（退燒，治感冒引起的皮膚過敏）

【宜忌】藥性溫和，較少禁忌

方名由來

出自清末吳瑭（吳鞠通）先生著的《溫病條辨》，本書針對急性熱性傳染病逐條解釋說明。

功效作用

玉女煎是熱性傳染病的一個處方。在宋朝錢乙先生的《小兒藥證直訣》裡，就已經提到凡是皮膚病變，也要與五臟相應結合，例如肝主水泡，心主斑，脾主疹，肺主膿疱，到了腎臟就沒有症狀。同時也提到病歸腎會變黑，如果我們仔細觀察腎病變的患者，面色都是黧黑的。

通常我們治肝水泡用茵陳五苓散，膿疱用排膿藥如桔梗、連翹之類的，至於斑疹，就是用玉女煎。

玉女煎是白虎湯的變方，白虎湯內有石膏、甘草，故六味地黃丸補先天之不足，麻杏甘石或玉女煎治後天之疾，效果良好。臨床上罹患疾病有的是氣分病，有的是血分病，氣分病最重要的臨床診斷點就是會口渴，血分病則不會。一旦氣病跟血病同時出現，稱為「氣血兩燔」，就是同時有氣血兩病的意思。

白虎湯有四味藥，加補氣的藥人參變成白虎加人參湯，一旦是氣血兩燔，單單白虎湯、白虎加人參湯還不夠因應，因此老祖宗就從白虎湯裡面變化出玉女煎的處方。它具有白虎湯治療氣分病的藥物，再加上地黃，是含鐵非常豐富的玄參科植物，就有了針對血液方面提供治療的藥物。用玉女煎來治療，有關氣病血病同時出現的臨床見症就可以獲得緩解。

名醫對治

目前為止，我們看過最嚴重的是一位宋姓小寶寶，他出生當天皮膚全身潰爛，西醫講明了這個就是異位性皮膚炎，可是用什麼方藥治療呢？不外乎類固醇。另一位林姓患者三十二歲，皮膚病同樣長達三十二年，依然是服用類固醇，卻引發了更嚴重的問題。我們手頭上保留的那些醫案病例，少說是五位數字以上。

現代醫學帶來很多困擾，可是我們幾乎都可以迎刃而解，往往醫病關係的淵源一結就不是一個世代，三代相交的都有。有位湯先生的長公子，一出生皮膚就搔癢，也就是現代醫學說的異位性皮膚炎。有一位非常有名的皮膚科醫師，早年在榮民總醫院任職，這位湯先生就帶著他的寶貝找了這位皮膚科的劉主任，給了一個月的類固醇，依然沒能看好，劉主任就直截了當的告訴湯先生：「我已經給你用了一個月的類固醇，依然沒有很好的療效，你就不要再來找我看了。」

劉主任於是寫了一張名片推薦湯先生來找我，以後有很多的病例都是經過這位劉主任親自寫了推薦的名片來找我。這位劉主任曾經在外面跟一些朋友合夥開了一家診所，他擔任副院長兼皮膚部主任。

很多人臉上、身體上常常會長一些痤瘡、面皰等等原先不存在身體上的東西，有人閒著沒事幹就會用手去摳，大家都知道我們的手——尤其是指甲——藏污納垢，摳著摳著就在臉上留下一些紀錄，要讓這些疤痕消失可就沒那麼簡單。

現代醫學已經發展到雷射醫學，但用雷射的方式對待人類的皮膚，到底會不會留有後遺症，坦白講是不得而知。根據我個人三十幾年的臨床經驗發現，我們有很多方劑藥物可以把它處理乾淨而且不留後患，玉女煎就是其中一種，另外還有加味逍遙散、連翹、薏苡仁、元參、桑白皮等。

要除去疤痕還有特別值得一提的兩味藥：一味是丹參，它是從活血化瘀的角度來處理；另外有一味藥叫做殭蠶，本來殭蠶是第一個作用在咽喉部聲音沙啞，因為它的白殭菌對打開咽喉出聲可以跟蟬蛻相提並論，早年很多人打了卡介苗以後，手臂上竟然長出蟹足腫的症狀，我們加了丹參、殭蠶兩味藥，這種大面積的疤痕一樣就消失了。

大補陰丸

【藥材】熟地黃、龜板、黃柏、知母

【屬性】補劑（滋陰養陰）

【宜忌】藥多寒涼，故體虛無熱者少用

方名由來

出自《丹溪心法》。

功效作用

在陰陽的部分，金元四大家中有一位名醫叫做朱震亨（朱彥修），因為住在丹溪，所以人稱丹溪翁，又叫他丹溪先生。他的學術理論是人「陽常有餘，陰常不足」，既然「陰常不足」，丹溪先生就提供一個虎潛丸，裡面有很多滋陰養陰的藥，之後逐漸發展出一個處方叫做大補陰丸。

大補陰丸裡面有知母、黃柏、龜板、鱉甲，都是屬於滋陰養陰補陰的藥物；此外，阿膠、天冬、麥冬、地黃——不管熟地黃、乾地黃、生地黃，全是滋陰養陰的藥物。

名醫對治

陰病跟陽病臨床治療的方向是截然不同的，在《黃帝內經》時代就已經告訴你，碰到陽的症狀要用陰的藥對應，如果是屬於陰的病就一定要用陽的藥治療。地黃、玄參、石膏、天冬、麥冬這些都是屬於陰藥，桂枝、附子、乾薑、肉桂則屬於陽藥，用陽藥治陰病，用陰藥治陽病，叫做「正治法」。

大補陰丸用的藥都是陰藥，可是到了晚年，丹溪先生已經脫離只用大補陰丸、虎潛丸的這種習慣，也開始用起陽藥，我個人的看法認為這樣子會比較周延一點。實際上有些醫者的確會對某一種方或藥有偏好，明朝的張介賓先生很喜歡用地黃，到最後落得後代的醫者稱他張熟地，因為他只要一開方，肯定開熟地黃。明朝的另一位張錫純先生，處方用藥最喜歡用石膏劑，後代的醫者就笑稱他為張石膏。

這種牽涉到個人喜好的用藥方式，做為提供後代的醫者做參考是可以的，但從事醫療工作的人自己也必須能夠拿捏分辨。

最後要跟大家談談做為一位醫者的感慨。民國一百年三月，從南部來了一位女性，掛了號輪到她看診的時候對我說：「醫生啊！我吃你的藥都吃一個星期了，到現在腦瘤還在。」這已經不叫做啼笑皆非，恐怕當時的我大牙都笑掉了。我想即便是上帝或觀世音菩薩，也不一定有這樣的無邊法力吧？當場對她說我實在是無能為力，希望她去退費而且永遠不要再來找我。

之後來了一個想懷孕的女士，問我「吃了你的藥之後大概什麼時候會懷孕」。實在講，今天如果我能回答你這個問題，現在就不會坐在診療桌上，可能會到保安宮坐在保生大帝旁邊了。

這不免教我想起往事。我老爹從事這項醫療服務的工作整整四十一個年頭，念高中時，我曾經跟老爹要求學習、培養這方面的專業技術，餬口也好，服務救濟眾生也好。可是老爹始終不為所動，不光是對我，對其他的兄弟也是如此。當時我百思不解，心中存疑了很久的一段時間，後來自己從事醫療這工作之後才有所悟。

無論治病或是養生，還是要請讀者、病家多給醫者一些時間和掌聲。

國家圖書館出版品預行編目（CIP）資料

張步桃藥方妙解／張步桃著. -- 初版. -- 臺北市：
遠流, 2011.10
面：　公分. -- (健康生活館；59)
ISBN 978-957-32-6856-7（平裝）

1.中藥方劑學

414.6　　100018299

健康生活館59

張步桃藥方妙解

作者——張步桃
整理——陳曉萱
主編——林淑慎
特約編輯——陳錦輝
美術編輯——陳春惠
發行人——王榮文
出版發行——遠流出版事業股份有限公司
104005臺北市中山北路一段11號13樓
郵撥／0189456-1
電話／2571-0297　傳真／2571-0197
著作權顧問／蕭雄淋律師
2011年10月1日　初版一刷
2024年8月1日　初版八刷
售價新台幣280元

ISBN 978-957-32-6856-7
YLib 遠流博識網
http://www.ylib.com
E-mail: ylib@ylib.com